知識ゼロからはじめる嚥下評価

3か月でマスター

12ステップと動画で評価スキルを磨いて誤嚥性肺炎を防ぐ！

大野木 宏彰 著
嚥下リハサポート 代表／
言語聴覚士

MC メディカ出版

まえがき

　言語聴覚士（ST）として嚥下リハの現場に身を置いて、早いもので20年になります。今でこそ、嚥下リハの重要性が認知されていますが、私が学生のころはまったくそんな状況ではありませんでした。ST養成校でも摂食嚥下の授業は少なく、臨床実習でもほぼ言語訓練しか経験しませんでした。

　しかし、いざ病院に就職すると嚥下リハの依頼がけっこう多く、右も左もわからないままに嚥下障害患者さんの評価やリハビリを担当しなければならず、怖くて逃げ出したくなったのを思い出します。今の私を知る人には驚かれますが、嚥下リハがとても苦手だったのです。そうはいっても、高齢化とともに誤嚥性肺炎や脳卒中後の嚥下リハの需要がどんどん増えてくるのを肌で感じていたので、意を決して苦手だった嚥下リハを懸命に学んでいきました。

　そんななかで頸部聴診法という評価手技を知り、ほぼ独学で習得していったことが私のターニングポイントでした。目で見えない嚥下の状態をイメージできるようになったことで、患者さんへの評価精度が高まり、適切なリハや指導を行うことができるようになり、その経験が自信へとつながっていったのです。今は現場で働きながら、「嚥下リハサポート」というセミナー事業を運営し、STだけでなく嚥下リハに携わる多職種のスタッフへの教育活動に力を注ぐ毎日を送っています。

　今回、職種を問わず初心者がしっかり学べる嚥下評価の書籍を新たに作ろうと思い立ったのは、新型コロナウイルス感染症による隔離対応の経験があります。嚥下リハが普及し、大きな病院では嚥下造影検査（VF）や嚥下内視鏡検査（VE）が当たり前に行われるようになっています。それに頼って評価・リハを行い、施設や在宅では、その病院の情報をもとに対応を継続するというのが一般的な流れです。しかし、コロナ禍でそんな検査ができなくなり、スタッフは短時間で自分の目や手や耳で判断をしなければならなくなったのです。多くの人が頸部聴診法を用いた評価スキルの重要性を感じたはずですし、自分の評価スキルを見つめ直すきっかけになったことでしょう。

また、私はいろんな職場を経験していますが、とても問題だなと感じているのが、病院をはじめ、施設・訪問の現場で、適切に嚥下評価ができる人材が不足している現実です。病院からのサマリーで「嚥下機能が廃絶しているので経口摂取は危険です」といわれている人が、評価と少しの工夫でしっかり経口摂取できるというようなケースが少なくないのです。病院のスタッフが評価精度を上げる必要がありますし、もしその評価が不十分であった場合に、施設や在宅のスタッフが修正していく必要があるのです。しかし、評価できないことを棚に上げて、「食べると肺炎になりますよ」「お楽しみ程度にとどめましょう」とお茶を濁してしまっていないでしょうか？　本当は「食べられる人」に「大丈夫。食べられますよ」と太鼓判を押せる評価スキルのあるスタッフが、どの職場にも必要なのです。

　超高齢社会になり、加齢やさまざまな疾患で食べる機能が衰えて、誤嚥性肺炎のリスクがある人が今後増々増えていくでしょう。「口から食べる」ということは、誰もが最後まで持っている楽しみであり、家族とのコミュニケーションでもあります。それを最後まであきらめずに継続できるように、職場環境や職種を問わずに、適切に評価できるスタッフを育成していきたい、そんな思いを込めて久しぶりに新しい書籍としてまとめました。嚥下評価の初心者である看護師と管理栄養士がレッスンを受けるという、ちょっとしたストーリー仕立てで楽しく学べるように書いたので、多職種の人が手に取って学んでくださるとうれしいです。

　最後に、出版に当たり、いつも嚥下リハビリの啓発に賛同し尽力してくださっている株式会社メディカ出版の山田美登里様に心からお礼申し上げます。

　2024 年 12 月 25 日

嚥下リハサポート 代表
大野木 宏彰

3か月でマスター

知識ゼロからはじめる

嚥下評価

12ステップと動画で
評価スキルを磨いて
誤嚥性肺炎を防ぐ！

Contents

まえがき ……………………………………………………… 002

prologue …………………………………………………… 006

STAGE 1 誤嚥性肺炎と口腔・咀嚼・嚥下の基礎知識をマスターする

STEP 1	誤嚥性肺炎は「正しくおそれよ」!? ……………… 012
STEP 2	口の中にはレク〇スが入っている!? ……………… 020
STEP 3	VF・VE映像で嚥下の流れを頭に入れよう！ ……… 030
STEP 4	口腔ケア用の秘密兵器を紹介！ …………………… 040

〈嚥下評価 基礎編〉
STAGE 2 3つの嚥下機能と頸部聴診法をマスターする

STEP 5	嚥下評価のマニュアルの殻を破ろう！ …………… 050
STEP 6	「3つの嚥下機能」が判断できればOK ……………… 056
STEP 7	頸部聴診法のススメ ……………………………… 068

〈嚥下評価 実践編〉

STAGE 3 3つの嚥下機能ごとの評価のポイントをマスターする

STEP 8	嚥下評価の進め方・考え方と評価物品	086
STEP 9	咽頭クリアランスの評価ポイント	097
STEP 10	咀嚼・食塊形成〜送り込みの評価ポイント	107
STEP 11	嚥下反射のタイミングの評価ポイント	118
STEP 12	いざ実践！こんなときどうする！？	126
Q1	ハイリスク患者の嚥下開始食って、なにから出すといいの？	127
Q2	経口摂取を中止したり、断念するときの判断は？	128
Q3	トロミを濃くしても一口量を減らしても、むせてしまう……	129
Q4	ペースト食なのにいつまでもモグモグしていて、なかなか飲み込んでくれない……	130
Q5	丸のみで一口量が多くて窒息がこわい……	131
Q6	大きな褥瘡があって、摂取カロリーを増やしたいけど……	132
Q7	トロミを嫌がって飲んでくれない……	133
Q8	終末期で禁食対応中、口腔内乾燥や汚れがひどい……	134
Q9	頸部聴診法をみんなにも知ってもらうためにはどうしたらいい？	135

epilogue		136
指導プリント集		139
INDEX		148
WEB動画の視聴方法		150
著者紹介		151

プロローグ

Prologue

　先日、話題になった将来の消滅可能性都市のニュース。それをすでに地で行く過疎地に私は降り立ちました。風光明媚なところではあるのですが、最寄り駅から車で1時間半もかかってしまう、人口 7,000 人程度の小さな町です。高齢化率は県下ワーストの 50% 超え、若者はみんな都会に出てしまうため独居や老老介護の高齢者が目立ち、空き家だらけ……。数少ないお店も夜 7 時には閉まってしまったり……。

　そんな町唯一の約 70 床の病院にも言語聴覚士（ST）はおらず、嚥下評価できる人もいない。そんなところで誤嚥性肺炎予防の取り組みはどうなっているの？　大丈夫なの？　と嚥下専門で仕事をしている私の血が騒ぎ、嚥下リハビリテーション（嚥下リハ）体制の構築のために、単身赴任でやって来たのです。

　院内の嚥下リハの体制はというと、はっきり言って無法地帯でした。嚥下評価らしい評価は行われておらず、むせたら嚥下食、熱が出たら禁食、口腔ケアもしっかりできていない、やたらとベッド上での食事介助が多いという状況。嚥下リハに対する意識も低いスタッフが多い……。

　嚥下造影検査（VF）ができそうかレントゲン室に機械を見に行くと、半分壊れており、照射位置が動かせないので位置合わせのためには、患者のほうが上下前後に動かないといけないとのことでした。透視の映像は映るのですが、画面は最近見かけることもなくなったレトロなブラウン管です。しかも録画機能が壊れているので、映像を残すにはスマホで間接的に撮らないといけない。そんな代物で、残念ながら使えそうもありません。当然のように嚥下内視鏡（VE）の機器もありません。

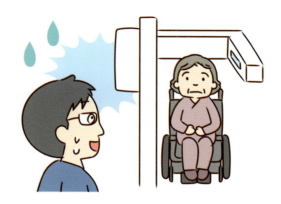

　そんな環境下での嚥下リハ体制の構築作業……。やりがいがありすぎて、なにから始めようか困ってしまいますよ。でも、そんな無法地帯にも、希望の光ともいえるレジスタンス（？）、弱小（ごめんなさい……）嚥下チームがいました！
　管理栄養士の南さん（仮名）、ベテラン看護師の山崎さん（仮名）です。彼女たちは、しっかり嚥下評価ができるようになりたい！　誤嚥性肺炎予防の取り組みをしていきたい！　という熱い思いを持ちつつも、なにをどう勉強したらいいのかわからない……という状態でした。

　まずは私自身が何者で、なにができるのかを知ってもらう必要があったのですが、その機会はすぐにやってきました。嚥下評価依頼のあった1人目が、この病院の看護師さんの母親でした。誤嚥性肺炎を繰り返して胃瘻を造設、ADLも低下して、ほぼ寝たきり状態。娘さん（看護師）は、少しでもなにか食べられるようになってほしいと、私の到着を待っていたそうなんです。数か月間、経口摂取はしてないけど、少しくらい食べられる？　食べられない？　という、いきなりいろいろとハードルの高そうな患者さんですが、この対応で、今後の活動の成否が決まるといっても過言ではありません。

　早速、頸部聴診法を用いて嚥下評価を行い、嚥下反射が鈍いこと、食道入口部の通過は少し悪いものの、濃いとろみで少なめの一口量であれば嚥下可能である状態を説明。認知症の進行や食欲低下の関係もあるので、口腔ケアや離床を進め、誤嚥性肺炎予防に努めながら、好みの果物ペーストを中心にお楽しみレベルの経口摂取に取り組んでいく方針を立てました。

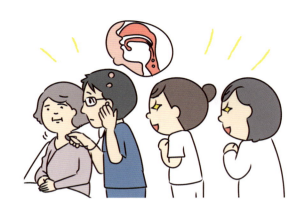

　私の触診や聴診の様子を見て、興味津々の嚥下チームのメンバーたち。「今までだったらこういう人はずっと禁食でした！」「聴診器で嚥下がわかるんですか！　私にもできます？」「どれくらいでできますか？」と、嚥下チームみんなの目の色が変わったのを覚えています。そして、多職種で連携しながら少しずつ経口摂取を軌道にのせる、最初の成功体験をしてもらうことができたのです。

　さあ、ここからが私の大事なミッションのスタートです。嚥下チームのスキルアップをしつつ、院内全体の意識改革も行っていかなくてはなりません。「知識ゼロからはじめる」メンバーが、できるだけ効率よく、頸部聴診法などを用いて「しっかり評価ができるようになる」ために、どういう順番や内容で伝えたらいいのか。私の今までの経験や知識を総動員して、 図 のような「嚥下評価ひとり立ちのためのロードマップ」を作成しました。

　週1回（約30分）の嚥下チームのミーティング（勉強会やラウンド）を利用して、全12回、約3か月でひとり立ちできることを目指すプランです。現場での素朴な疑問や悩みをメンバーとの会話で取り上げながら、嚥下評価に必要な知識やスキルをわかりやすく順序立てて解説していきますので、皆さんもぜひこの嚥下チームの一員になったつもりで、いっしょに学んでいってください。

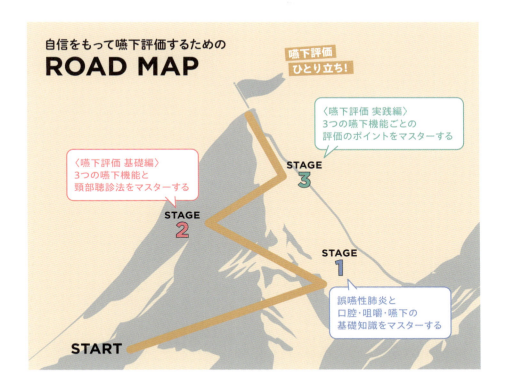
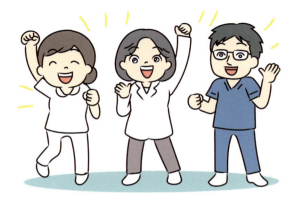

STAGE 1

誤嚥性肺炎と
口腔・咀嚼・嚥下の
基礎知識を
マスターする

STAGE 1　誤嚥性肺炎と口腔・咀嚼・嚥下の基礎知識をマスターする

STEP 1　誤嚥性肺炎は「正しくおそれよ」！？

よし、じゃあ今日から嚥下評価のひとり立ちができるよう研修をスタートさせよう！
まずは、やはり敵（誤嚥性肺炎）を知るところからです。

今日のポイント

・高齢者の肺炎は、ほぼ誤嚥性肺炎
・誤嚥性肺炎の原因　食事の誤嚥＜唾液の誤嚥
・誤嚥リスク　≠　誤嚥性肺炎リスク

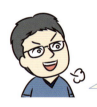

どこの病院や施設でもありがちなんだけど、「むせたから禁食」「誤嚥性肺炎疑いだからとりあえず禁食」というように、とにかく誤嚥性肺炎を食事のせいにしたり、誤嚥性肺炎をこわがって経口摂取を進めるのを躊躇したりしてしまう傾向があります。
誤嚥性肺炎の特徴を知れば、変にこわがらなくてよいことや、なにに気を付けるべきなのかが見えてきますよ！

そうそう、うちって肺炎だとすぐに禁食になるよね。

とりあえず禁食が、
ずっと禁食になっちゃうパターンも多い！

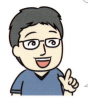
誤嚥性肺炎の本質を理解することが大事なんだ。
胃瘻にしたから誤嚥性肺炎を防げるわけではないっていうのは、知ってるよね？

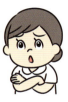
唾液とか胃食道逆流とかが原因でも誤嚥性肺炎になるってことですよね。わかっちゃいるけど、嚥下評価がちゃんとできてないから、食事の誤嚥が原因かもってこわくなっちゃう。

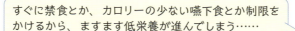
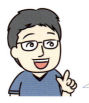

すぐに禁食とか、カロリーの少ない嚥下食とか制限をかけるから、ますます低栄養が進んでしまう……

そう、それがかえって誤嚥性肺炎リスクを上昇させてしまうんだ。敵を知り、己を知れば百戦危うからずってことで、今日は誤嚥性肺炎について学ぼう！

超高齢社会と誤嚥性肺炎の現状

　高齢者の誤嚥性肺炎が年々増えているという印象は、現場で働いている人、みんなが感じていることだと思います。少し前は、「肺炎は死因の第3位ですよ」とよく言われたものです（図1）。では、今はもっと増えて1位や2位になっているのでしょうか？　最近のグラフ（図2）を見てみましょう。すると、あれあれ？「老衰」がぐんぐん増えて3位になり、「肺炎」は意外にも3位から5位に順位を下げています。よくみると「誤嚥性肺炎」という区分が増えて6位になっていますね。

❶ 肺炎は減ってきている？

　「誤嚥性肺炎ってそれだけなの？」「肺炎はけっこう減ってきてるの？」と思うかもしれませんが、これには少しカラクリがあります。2017年に「成人肺炎診療ガイドライン」[1]が発表され、「易反復性の誤嚥性肺炎のリスクがあり、または疾患終末期や老衰の状態」の場合には、「個人の意思やQOLを重視した治療・ケア」を行うこととし、患者背景を考慮したうえで積極的な治療を行わないことをはじめて推奨したのです。

　このガイドラインを契機に、誤嚥性肺炎で死亡した場合に、死亡診断書の死因病名に「肺炎」ではなく「老衰」と記載する医師が増えたと推測されます。超高齢社会になり、患者さんや家族が積極的な治療は行わずに、自然な形の死を受け入れることを望むようになったことも、影響していると思われます。

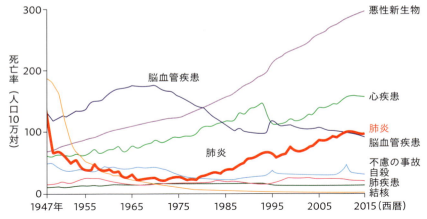

図1 おもな死因別にみた死亡率（人口10万対）の年次推移

厚生労働省．平成28年人口動態統計月報年計（概数）の概況．2016.11.

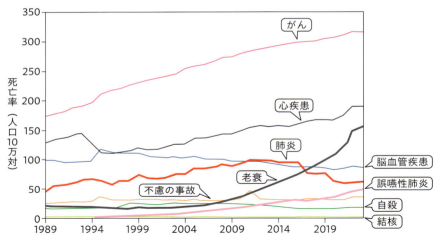

図2 主要死因別死亡率（人口10万人対）の長期推移（1989～2023年）

（注）災害、事故などによる病気外の死因は「自殺」を除いて略。1994年の心疾患の減少は、新しい死亡診断書（死体検案書）（1995年1月1日施行）における「死亡の原因欄には、疾患の終末期の状態としての心不全、呼吸不全等は書かないでください」という注意書きの事前周知の影響によるものと考えられる。2017年の「肺炎」の低下の主な要因は、ICD-10（2013年版）（平成29年1月適用）による原死因選択ルールの明確化によるものと考えられる。最新年は概数。

厚生労働省「人口動態統計」より作成

❷ 誤嚥性肺炎関連死は実は2位くらいでは

　また、「肺炎」と「誤嚥性肺炎」に区分されていますが、そうきっちり分けられるものではありません。日本の入院肺炎症例における年代別頻度（図3）[2]）をみると、年齢が上がれば上がるほど誤嚥性肺炎の割合が増えているし、入院する肺炎の70％ほどは誤嚥性肺炎であることがわかっています。また誤嚥のない老衰はないともい

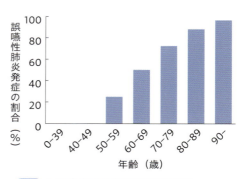

図3　入院患者の年齢別肺炎発症数
（文献2より改変）

えますし、5位の肺炎、6位の誤嚥性肺炎、3位の老衰を合わせると、誤嚥性肺炎関連死の実態は2位に相当するくらいだろうと考えられるのです。

　ざっくり表現すると、誤嚥性肺炎患者はめちゃくちゃ増えているし、私たちが日ごろ出会う肺炎のほとんどは、誤嚥性肺炎であるといっても過言ではない状態なのです。

誤嚥性肺炎とは？

　そもそも誤嚥性肺炎とはなにかについて、前出の成人肺炎診療ガイドライン[1]では、「誤嚥あるいは嚥下障害を診断した患者に認められた（細菌性）肺炎」と診断基準が示されています。簡単にいうと、誤嚥リスクが確認された患者に生じた肺炎は誤嚥性肺炎だということです。

　「誤嚥性肺炎」に関して、2つ、勘違いされていることがあります。そのため、最初の会話にあったように「むせるから禁食」とか「肺炎になるといけないから経口摂取を制限する」といった、誤った対応につながってしまうことが多いのです。

勘違いの 1 つめ
「誤嚥性肺炎＝食事を誤嚥したから起きた肺炎」

　勘違いの 1 つめは、「誤嚥」という言葉から、食事中の食べ物や飲み物での誤嚥（むせ）をイメージして、「誤嚥性肺炎＝食事を誤嚥したから起きた肺炎」ととらえることです。「えっ、食事のむせが原因じゃないの？」と思う人に、1 つの報告を紹介します。

> 介護保険施設に入所中の高齢者 148 人に対して、ミールラウンドおよび嚥下内視鏡検査による評価をもとに追跡した研究[3]において、唾液誤嚥を示していた者は、その後の肺炎発症と関連を示した。一方で、食物の誤嚥は肺炎の発症と関連づけられなかった。

　確かに誤嚥が病因ではあるのですが、この報告からもわかるように、食事の際の食べ物や飲み物ではなく、誤嚥性肺炎の主体は口腔内の細菌を含んだ唾液なのです。誤嚥性肺炎の研究の権威である寺本信嗣氏は、動物やヒトでの知見から、細菌を含まない、水や塩酸（胃液）、食事の誤嚥では、肺炎は発症しないことがわかっていると述べています[2]。

　もちろん飲食の際に唾液が混じるので、食事時の誤嚥では口腔内の細菌を含んだ唾液がいっしょに入るし、誤嚥性肺炎を引き起こさないわけではありません。まずは、誤嚥性肺炎のおもな病因は、日中や食事中の微量な唾液誤嚥や睡眠中の唾液誤嚥だと理解しておきましょう。

勘違い 2 つめ「誤嚥リスク＝誤嚥性肺炎リスク」

　勘違いの 2 つめは、「誤嚥リスク＝誤嚥性肺炎リスクととらえること」です。誤嚥性肺炎の発症には、誤嚥物の量や質、喀出能力、体力、免疫力などが複雑に関与しています（表1）[4]。同じものを誤嚥したとしても、その全身状態によって誤嚥性肺炎を発症する場合と、しない場合があるわけです。実際、嚥下内視鏡検査（videoendoscopic evaluation of swallowing；VE）時の誤嚥の有無と、検査後の実生活における発熱および CRP 判定は乖離していたという報告もあります（図4）[5]。

　図5 のような天秤をイメージしてみてください。誤嚥リスクばかりにとらわれて、

表1 誤嚥性肺炎のリスク因子と基礎疾患（病態）（文献4より転載）

リスク因子	基礎疾患（病態）
●加齢（高齢）　●嚥下障害　●咳反射の低下 ●喀痰の喀出困難（吸引の必要性） ●寝たきり状態、長期臥床 ●意識障害　●筋力低下 ●鎮静薬、睡眠薬内服　●口腔乾燥、歯牙異常 ●低栄養（経口摂取困難） ●免疫不全（免疫抑制薬使用、ステロイド薬使用患者） ●腹部手術後、股関節手術後　●胃瘻留置 ●誤嚥性肺炎の既往	●脳梗塞（急性、陳旧性） ●神経疾患（パーキンソン病、ALSなど） ●認知症 ●筋疾患（筋無力症、多発性筋炎など） ●胃食道逆流症（胃全摘術後） ●糖尿病　●慢性閉塞性肺疾患（COPD） ●インフルエンザ感染（風邪症候群） ●咽頭・喉頭手術後 ●反回神経麻痺 ●気管切開後（気管カニューレ留置）

ALS：筋萎縮性側索硬化症

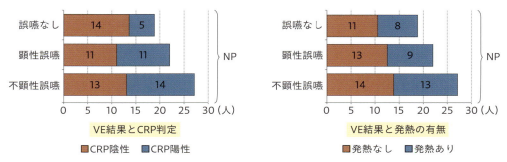

VEで認める摂取物の誤嚥とCRP判定の間に一定の傾向はみられず、また経過時の発熱の間にも一定の傾向は認めなかった。

図4 VE結果とCRP、発熱判定の関係（文献5より転載）

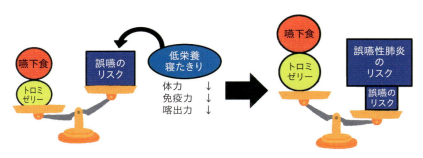

図5 誤嚥のリスクと誤嚥性肺炎のリスク

食事時のむせを減らそうと、トロミをつけたり嚥下食にしたりと調整して誤嚥の頻度が減ったとします。でも低栄養や寝たきりによって体力・免疫力の低下が進行したら、誤嚥性肺炎のリスクは上昇してしまうのです。「誤嚥性肺炎にならないために喉を鍛えよう」といった考えでは、誤嚥性肺炎を防げないのがよくわかると思います。

誤嚥性肺炎を予防するためには全体的なアプローチが大事

　高齢者の誤嚥性肺炎は顕性誤嚥（むせのある誤嚥）、不顕性誤嚥（むせのない誤嚥）のいずれにせよ、誤嚥が増えることに加え、低栄養やフレイル、サルコペニアといった全身状態の破綻によって「肺炎を発症しやすくなっていること」で起こってくるのです。

　だから、嚥下評価をしっかり行って食事の誤嚥を減らすだけでなく、口腔ケアによって口腔内細菌の量や質を改善させること、早期経口摂取を目指して栄養状態の維持改善に努めること、早期離床で全身の筋力の維持改善に努めることといった、全体的なアプローチが大事なのです。

なるほど！「誤嚥性肺炎」という名前をこわがって食事の制限をしていると、離床も進みにくいし、かえって肺炎リスクを上げてしまうことがよくわかりました！

やっぱり栄養や運動は大事。
結局、体力勝負ってとこですね。
嚥下食の栄養価の見直しもしてみよう！

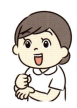

あと、口腔ケアは思ってる以上に肺炎予防につながりそう。おせじにも口腔ケアがしっかりできてるとはいえないから、ここも見直さないと！

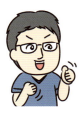

取り組むべきことは多いけど、言い換えるなら「伸びしろがいっぱいある」ってことだからね。第1回目のミーティングで、いきなり手ごたえを感じられてうれしいよ！

引用・参考文献

1) 日本呼吸器学会成人肺炎診療ガイドライン 2017 作成委員会編. 成人肺炎診療ガイドライン 2017. 東京, メディカルレビュー社, 235p, https://www.jrs.or.jp/publication/jrs_guidelines/20170102165846.html,（2024/12/02 閲覧）

2) Teramoto,S.et al. High incidence of aspiration pneumonia in community- and hospital-acquired pneumonia in hospitalized patients: a multicenter, prospective study in Japan. J Am Geriatr Soc. 56（3）, 2008, 577-9.

3) Takahashi,N. et al. Videoendoscopic assessment of swallowing function to predict the future incidence of pneumonia of the elderly. J Oral Rehabil. 39（6）, 2012, 429-37.

4) 寺本信嗣. 高齢者の嚥下障害と誤嚥性肺炎. Journal of Clinical Rehabilitation. 25（8）, 2016, 755.

5) 若杉葉子ほか. 嚥下内視鏡検査における誤嚥の有無と体内の炎症反応についての検討. 日本摂食嚥下リハビリテーション学会雑誌. 19（1）, 2015, 11-6.

| STAGE 1 | 誤嚥性肺炎と口腔・咀嚼・嚥下の基礎知識をマスターする |

STEP 2 口の中にはレク○スが入っている !?

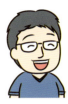

前回、敵を知るところからということで、誤嚥性肺炎について勉強してもらいました。今回と次回で「己を知るはじめの一歩」として、嚥下器官の解剖やメカニズムについて学んでいきます。
今日のポイントはこち……

えー、やっぱりそういう解剖とかの勉強って、必要ですか？ 患者さんのところに行って、早く頸部聴診とかを教えてほしいな〜

私も、ミールラウンドにいっしょに行って、判断の方法を教えてほしいです！

まあまあそうあせらないで。嚥下評価のときに、正常な状態がわかっていないと異常がわからないし、VF や VE の映像を見て、目で直接見ることのできない咽頭の様子を頭に入れておくのは、すごく大事なことです。
では、嚥下の解剖やメカニズムのことをどれくらい知っているか、ちょっとクイズに答えてもらおうかな？

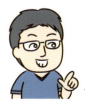

> **クイズ**
>
> ① 自分の歯は何本ある？ そのうち奥歯は何本？
> ② 自分の歯と総入れ歯で噛む力はどれくらい違う？
> ③ のどぼとけの位置に男女差はある？
> ④ VF と VE ってなにが違うの？
> ⑤ 食道の入り口は普段閉じている？開いている？

①は、えーと、20 何本かな？　親知らずを抜いたし、奥歯は……
②は、新しい総入れ歯なら、8割くらいの力はあるのでは？
③は、えー、男の人のほうがのどぼとけが大きいのはわかるけど、男女の位置の違いなんて考えたことない！

④は、見たことはあるんだけど、違いの説明といわれると……
⑤は、確か閉じているって習ったような……

実は学校とかでもサラッとしか習ってないし、そういうの苦手なんですよね……。やっぱり基礎から教えてください！

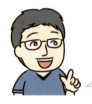

大丈夫、大丈夫。解剖やメカニズムって聞くとすごくむずかしそうに思うかもしれないけれど、このクイズの答えも含めて、ポイントを絞ってわかるように伝えていくから安心して！

こういうのは、細かい部位の名前を覚えるより、実際に映像を見たり、触ったり、体験実習をしたりすると理解しやすいし、忘れないものなんだ。

ということで、改めて、

今日のポイント

- 前歯と奥歯の働きの違いを知ろう！
- 自分の歯と義歯の咀嚼力の違い
- 口・頬・のどの筋肉が連動して嚥下している
- ストローの押しつぶしで舌圧がわかる
- 舌骨・甲状軟骨（こうじょうなんこつ）の触診をしてみよう！
- VF や VE で正常な嚥下の動きを知ろう

STAGE 1

STEP 2　口の中にはレク○スが入っている!?

歯の本数、前歯・奥歯の咬合

1 歯の解剖（図1）

まずは、クイズにもあった歯のことを確認していきます。大人の歯（永久歯）は32本です。ただ親知らず（第3大臼歯）は、斜めに生えてしまって抜歯したり埋まったままだったりで、きれいに生えている人は3割程度といわれています[1]。自分の歯は何本でしたか？ みなさんも28本だった人が多いのではないでしょうか。

一方、私たちがかかわる高齢者は、1本も歯がない（無歯顎）、残存歯が数本しかないという人も珍しくなく、部分義歯や総義歯を使用している人が目立ちます。実際のデータ（図2）[2]でも、75歳以上では、なんらかの義歯を装着している人が実に84％に達し、そのうち総義歯の使用が約30％を占めています。

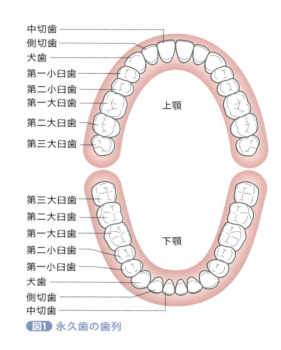

図1 永久歯の歯列

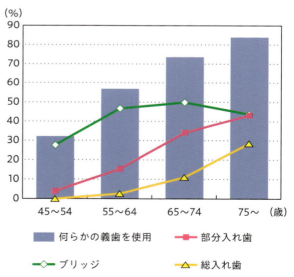

図2 高齢者の義歯使用状況（文献2より作成）

❷ 歯の種類

　歯の種類も簡単に確認します。中央から中切歯・側切歯・犬歯、これらを前歯部とよびます。いわゆる前歯です。そこから奥に向かって、小臼歯2本、大臼歯3本（2本）、これらを臼歯部とよびます。いわゆる奥歯です。嚥下評価のときには、とくに奥歯の噛み合わせ（咬合）があるかどうかが、とても大事です。

体験してみよう！

前歯と奥歯の機能の違い

前歯と奥歯の機能の違いをストローの咀嚼で確認してみましょう。

①ペチャンコにつぶすつもりで、前歯で10回噛む
②ペチャンコにつぶすつもりで、奥歯で10回噛む

前歯で噛んだ場合はほとんど形が変わらない状態、奥歯で噛んだ場合はペチャンコにつぶれた状態になったと思います（図3）。前歯は食べ物をかみ切る機能、奥歯は食べ物をすりつぶす機能を担っているので、しっかりした固形物を咀嚼・食塊形成しようと思ったら、奥歯の上下のかみ合わせがあることが必要なんですね。

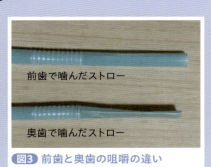

図3 前歯と奥歯の咀嚼の違い

義歯の構造と種類

　次に、現場でよく見る義歯について説明します。

❶ クラスプ（部分義歯）

　義歯は大きく、部分義歯と総義歯に分けられます（図4）。
　部分義歯の金属のフック部分をクラスプといいます。部分義歯はこのクラスプを利用して安定させています。ただ、クラスプがかかる歯には負担がかかったり汚れが付きやすかったりするので、のちのち抜けてしまうことがあります。しかし、義歯調整

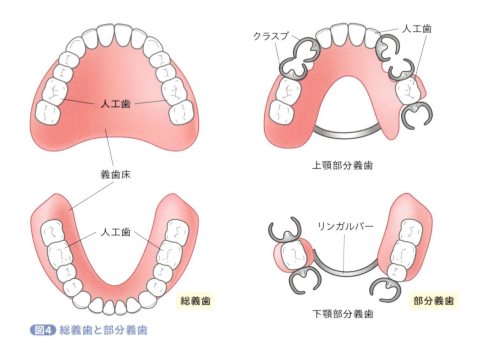

図4 総義歯と部分義歯

をせずに不安定なまま使用している高齢者が少なくありません。部分義歯をみるときには、クラスプ部の歯がちゃんとあるかどうか、ぐらぐらしていないかを意識して見るようにしましょう。

❷ レジン（義歯のピンク部分）の特徴

　義歯のピンクの部分、これはレジンという素材でできています。この素材の特徴のひとつは吸水性があることです。少し水分を含むことで、装用時に口蓋粘膜と吸着しやすくなっています。だから乾燥させて保管してしまっていた場合や、高齢者で口腔内が乾燥している場合、そのまま装用させようとしてもうまく吸着しません。義歯がカパカパして落ちてくるときには、義歯や口腔内の水気のチェックをしてみましょう。

❸ 義歯床の材質

　また義歯床が金属でできた、図5 のような義歯を見たことがないでしょうか？

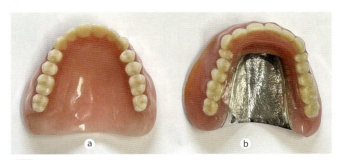

図5 義歯床の違い
a：レジン　b：金属

　義歯床がレジンと金属では、どちらが機能的によいと思いますか？　答えは金属のほうです。金属でできているため薄く作れて違和感が少なくなる、丈夫である、温度を感じやすいというメリットがあるのです。
　あまり考えたことがないかもしれませんが、義歯（とくに総義歯）を装用すると、粘膜の大部分を覆ってしまうので、温度や味覚を感じにくくなっています。だから、レジンでできている普通の総義歯のほうは、少し感覚が鈍くなっていることを知っておきましょう。
　金属床の欠点としては、保険対象ではなく自費になるので高いことですね。金属床を見たときは、機能的にも金額的にも、「おっ、いい義歯をしているな」と思ってください。

義歯の咀嚼力

　それでは、クイズで出した咀嚼力のことも確認しましょう。作ったばかりの適合している義歯なら、大きく改善すると思うかもしれません。しかし、実際は 表1 のようなデータになっています。総義歯はなんと20％以下なんです！　予想よりずいぶん咀嚼力が弱いので、驚いたのではないでしょうか。
　歯と歯槽骨の間には歯根膜というクッションの役割をもった部位があるため、しっかり噛むことができているのですが、歯が抜けて歯根膜がない状態では、義歯を入れてもクッションがないので痛くて噛めないのです（ 図6 ）[3]。コンクリートの床に正

表1 義歯による咀嚼力の違い

天然歯における咬合・咀嚼圧	約 50～90 kg
総義歯の患者での咬合・咀嚼圧	2～15 kg

※天然歯は歯根膜のもつ優れた自己受容性の感覚により、食塊形成において各食塊に適応した咀嚼圧の量や質を、円滑にコントロールすることができる。
※無歯顎においての支持は脆弱な歯槽粘膜に求めるため、支持性は低下し、歯槽粘膜の耐圧許容量以内となる。咀嚼効率は 1/6 以下といわれている。

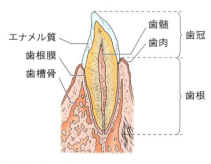

図6 歯の構造（文献3より転載）

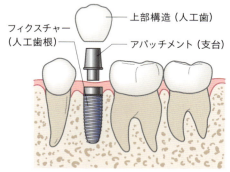

図7 人工歯（インプラント）

座するのは厳しいですが、座布団を敷けば座りやすくなるイメージです。もちろん、食事のときは力いっぱい噛んでいるわけではないので、通常の食事の8割くらいの柔らかさにしないと噛めないわけではありません。でも食べにくく感じる食材は増えますよね。

❶ 人工歯（インプラント）

　余談ですが、高齢者ではなかなか見ることのない、「インプラント」という埋め込みの人工歯（図7）があります。広告やコマーシャルではよく見ると思います。あれは、土台である歯槽骨に直接、歯を埋め込んでいるので、自分の歯で噛むのと遜色ないくらい、力強く噛めるそうです。ただ保険がきかないので、1本30万～40万円かかるとか！　もし20本くらいインプラントにしたら……、すごい金額ですね。自分の口の中には高級車であるレク○スが入っていると思って、歯を大事にしないといけませんね。口腔ケアを怠ると、それこそ廃車になってしまいます（笑）。

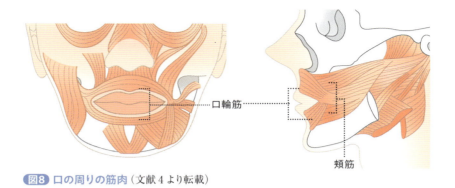

図8 口の周りの筋肉（文献4より転載）

口輪筋・頬筋・舌筋について

口腔の解剖については、大事なところだけ押さえておきましょう。

❶ 口の周りの筋肉（図8）[4]

まずは口唇のまわりにある口輪筋。その周囲にある顔の筋肉ともつながっていて、口唇を閉じるのに最も重要な役割をしています。それから頬を動かす頬筋。これは、舌と連動して食塊を奥歯の上にのせたり、口腔内を陰圧、つまり吸い込む動作をするときなどに重要な役割をしています。

❷ 舌の構造（図9）[5]

次に舌です。舌先を舌尖、上面を舌背、横を舌縁、後方1/3を舌根とよびます。舌は、食塊を押しつぶしたり、まとめたり、口腔内で保持したり、咽頭に送り込んだり、嚥下の際に口蓋に押し付けて嚥下圧を形成したりする、摂食嚥下において最も重要な器官のひとつです。

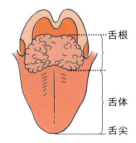

図9 舌の構造
（文献5より転載）

27

体験してみよう！

嚥下時の口・頬・のどの連動

　少し細かい話になりますが、頬筋は、口輪筋とのどの筋肉である上咽頭収縮筋とも筋線維がつながっています。まず、口を閉じて唾液を飲み込んでみてください。そのとき口輪筋が収縮して、頬筋が収縮して、舌を上あごにグッと押し当てて、ゴクンと嚥下していますよね。このときにのどの筋肉も連動して、しっかり嚥下が行われているわけです。

　次に、少し口を開けたまま唾液を飲み込んでみてください。とたんに飲み込みにくくなったはずです。口輪筋が動かないと、頬筋や上咽頭収縮筋も働きにくくなるのです。

　こういうことを知っていると、口角下垂や口唇閉鎖が不十分な人がいたら、流涎（りゅうぜん）や食べこぼしだけでなく、飲み込む力が落ちていないかなと注意を向けられますね。

舌圧について

　舌を口蓋にグッと押し付ける力を舌圧とよびます。前記で唾液を飲み込んでもらった際、自然に舌を口蓋に押し付けて飲み込んでいたと思います。逆に、意識的に舌を口蓋に触れないように飲み込もうとすると、しっかり口唇閉鎖をしていてもかなり飲み込みにくくなるのがわかりますよね。

　舌圧は飲み込む力に大きく影響します。舌の動きに問題がないのに嚥下がよくない場合は、舌圧が弱い可能性も考えるとよいでしょう。一生懸命押し付けたときの舌圧を「最大舌圧」とよびますが、最大舌圧は加齢によって低下します。これを大まかに判断する便利な方法がストローの押しつぶしの可否です。口蓋前方に入れたストローを、口蓋に舌で押し付けてペチャンコになるよう押しつぶしてもらいます。口から出したときに楕円形につぶれていれば、十分な舌圧がある状態です（図10）。評価のときに便利なので覚えておきましょう。

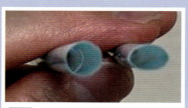

図10 ストローの押しつぶし
左：押しつぶす前、右：押しつぶした後

義歯なんて、あるのかないのかくらいしかチェックしてなかったけど、種類によって温度の感じ方に差に違いがあったなんて驚きでした！

私も、義歯だと咀嚼力がそんなに弱くなっているなんて知らなかった……。家族もこんなこと、知らない人が多いと思いますよ。
義歯があるからって、無理めの食形態を提供してしまう原因になりそう。

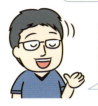
そうそう。適合している義歯でそれだけ弱くなるんだから、カパカパしている不適合の義歯の咀嚼力って……ということだよね。
少しポイントを押さえるだけで、見方や対応が変わってくるから、こういう基礎知識の勉強も大事なんだ。

引用・参考文献
1) 河西秀智. 日本人における智歯の統計的観察（智歯の出現、発育、萌出の時期と頻度について）. 口腔病学会雑誌. 26, 1959, 463-78.
2) 厚生労働省. 歯科疾患実態調査. https://www.mhlw.go.jp/toukei/list/62-17.html（2024/12/13 閲覧）
3) 明石惠子. "消化器系". 解剖生理学. 第 3 版. 林正健二編. 大阪, メディカ出版, 2013, 165,（ナーシンググラフィカ, 人体の構造と機能 1）.
4) 大野木宏彰. "機能解剖からアプローチする根拠と効果のある口腔リハビリ". 「誤嚥」に負けない体をつくる間接訓練ガイドブック. 大阪, メディカ出版, 2018, 128.
5) 山田好秋. "おいしく食べるためのしくみ". よくわかる摂食・嚥下のメカニズム. 第 2 版. 東京, 医歯薬出版, 2013, 37.

STAGE 1　誤嚥性肺炎と口腔・咀嚼・嚥下の基礎知識をマスターする

STEP 3　VF・VE映像で嚥下の流れを頭に入れよう！

今回は前回の続きで、嚥下器官の解剖やメカニズムについて学んでいくよ。
前回説明した歯や義歯、舌・頬などは外から確認できる部位だけど、いちばん気になるのどの中は、のぞいて見ることができないからむずかしいんだよね。

今日のポイント

・咽頭残留しやすい部位
・舌骨・甲状軟骨の触診をしてみよう！
・VFやVEで正常な嚥下の動きを知る
・喉頭挙上や咽頭収縮のメカニズムを理解する

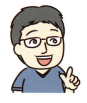

VFやVEって、嚥下の研修会で少し映像を見ることはあるんですけど、やっぱりその検査をしないと評価できませんか？

そんなことないから安心して。一連の嚥下の流れを勉強するには必要だけど、頸部聴診ができれば基本的には検査なしでも大丈夫！　それに誤嚥性肺炎予防にはなにが大事だったか思い出してみてね！

そうでした、評価も大事だけど、誤嚥リスクだけにとらわれてはダメだったんですよね。

そうそう、STEP2のクイズ（→ p.20）の答えも教えてくださいね。

了解！　じゃあ、さっそく始めていこう！

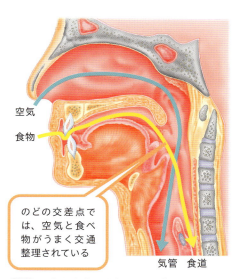

図1 正常な食物と空気の通り道（文献1を参考に作成）

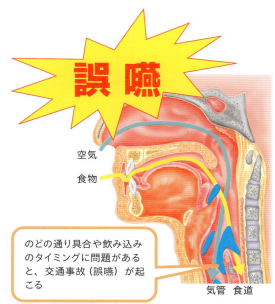

図2 誤嚥時の様子（文献1を参考に作成）

嚥下器官の解剖（図1、2）

　まずは基本中の基本である、嚥下と呼吸の通り道についてみていきます。食物の通り道、空気の通り道がのどの部分で交差して、それぞれ食道、気管へと入っていきます。うまく交通整理されているわけですが、これが高齢者になると、のどの通り具合や飲み込みのタイミングに問題が起きて、交通事故（誤嚥）が起こりやすくなります。

　次に、いちばん大事な部位に絞って解剖図を確認していきます（図3[1)]、4[2, 3)]）。文字どおり、喉頭に蓋をする弁のような役割をするのが喉頭蓋です。喉頭蓋と舌根部との谷間を喉頭蓋谷、食道入口部のくぼみを梨状窩とよびます。喉頭蓋谷と梨状窩の2か所が、食物の残留しやすい場所になります。そして、ゴクンと喉頭挙上するときによく動いているのが、舌骨と甲状軟骨です。

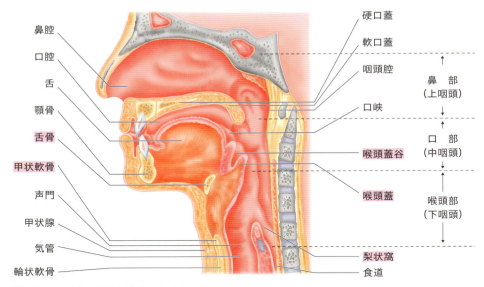

図3 嚥下器官の解剖（文献1を参考に作成）

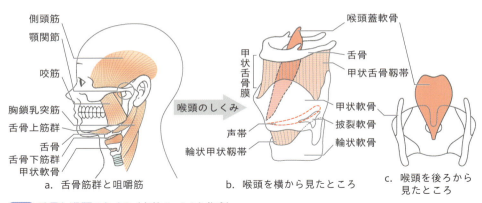

図4 舌骨と喉頭のしくみ（文献2、3より作成）

触診してみよう！

舌骨と甲状軟骨の触診（図5、動画1）

　舌骨と甲状軟骨は評価時の喉頭触診で重要な部位なので、自分ののどを触って確認してみてください。甲状軟骨、いわゆるのど仏の触診は、男性は大きくてわかりやすいと思いますが、女性はこれかな？こっちかな？とわかりづらい人も少なくありません。そんなときは、甲状軟骨の前面上部に切痕部（細いポコッとした切れ込み）を探してみてください。それが甲状軟骨を

確認するポイントになります。

　そのすぐ上にある硬い骨が舌骨です。頸部の前面で、下顎骨と甲状軟骨の間にある固いものは舌骨しかないので、甲状軟骨がわかれば、舌骨もわかってきます。

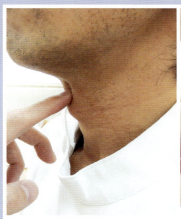 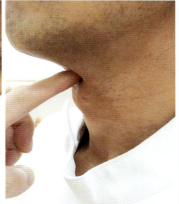

まず甲状軟骨の切痕部を確認　　次にその上の硬い骨（舌骨）を確認

図5 甲状軟骨と舌骨の確認

　喉頭の位置は加齢によって変化したり、男女差もあったりします。それが嚥下機能低下に関係してきます。評価の勉強のときに詳しく解説しますが、男性のほうが喉頭が下がりやすく、嚥下に不利になりやすいことだけ、とりあえず覚えておいてください。クイズ③（→ p.20）の答えは、のど仏の位置に男女差は「ある」ということです。

嚥下のメカニズム（図6）[4]

　嚥下の5期の図は有名なので、きっと見たことがあると思います。普段なにげなく行っている「口から食べる」という行為は、①食べ物の認知（先行期）、②食べ物の取り込み・咀嚼・食塊形成（準備期）、③咽頭への送り込み（口腔期）、④嚥下反射（咽頭期）、⑤食道から胃への移送（食道期）の5期に分けることができます。

　こうした嚥下の流れを、機器を使って検査する代表的なものが「VF」と「VE」です。それぞれの検査の特徴と、その画像や映像をみてみましょう。

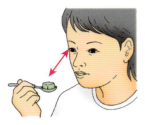

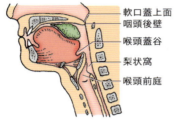
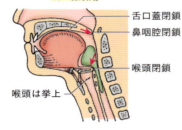
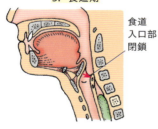

図6 嚥下メカニズム（5期）（文献4より転載）

❶ 嚥下造影検査（VF）（図7 [5]、動画2）

　「VF」は嚥下造影検査（VideoFluoroscopic examination of swallowing）の略で、造影剤や造影剤を含んだ模擬食品をX線透視下に嚥下させ、動画を記録して解析する検査です。

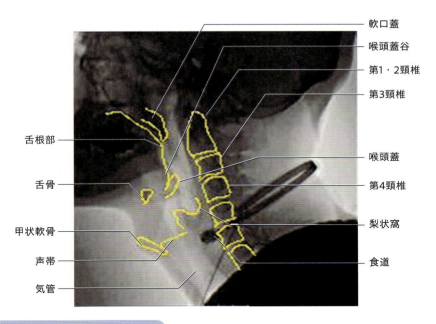

図7 嚥下造影検査（VF）の見方（文献5より転載）

長所： ● 口腔～食道までの嚥下の一連の流れを見ることができる
　　　● 誤嚥時の量や喀出程度を見ることができる
短所： ● 被曝する
　　　● ベッドサイドでは行えない

❷ 嚥下内視鏡検査（VE）（図8 [5]、動画3）

「VE」は、嚥下内視鏡検査（VideoEndoscopic examination of swallowing）の略です。鼻咽腔ファイバースコープで中・下咽頭・喉頭を視野に置き、実際の食物を嚥下させ、動画を記録して解析する検査です。

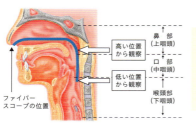

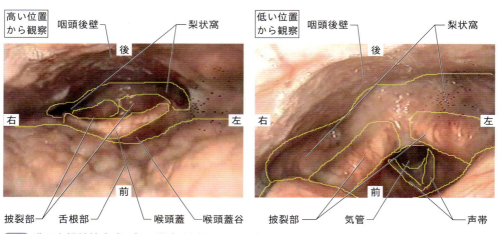

図8 嚥下内視鏡検査(VE)の見方（文献5より転載）

長所： ● 分泌物や声帯の動きが直接観察できる
　　　● ベッドサイドでも実施可能である
短所： ● 嚥下の瞬間の視野が確保できない（「ホワイトアウト」とよばれる）
　　　● 誤嚥時の量や喀出程度がわかりにくい

嚥下時の喉頭挙上の仕組み（図9）[6]

　VF映像を見るとわかるように、喉頭蓋がダイナミックに倒れ込むと同時に、食塊が食道へと通過していきます。しかし、喉頭蓋が倒れ込む動きで食べ物が食道に入るのではありません。気管は筒状に開いていますが、食道の入り口は普段閉じていて、そのままでは食べ物・飲み物が通ることができません。食道の入り口を開いて食べ物を通すには、嚥下時の「ゴクン」という喉頭の前上方への挙上が必要なのです。
　頸部の前面には舌骨上筋群や下筋群といった多くの筋が存在し、喉頭を下顎から吊

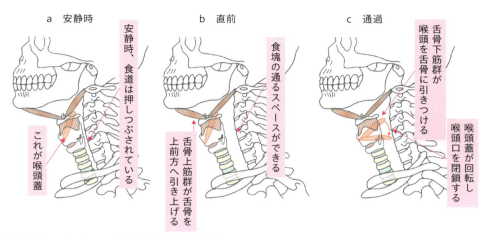

a 安静時　　　　　b 直前　　　　　c 通過

安静時、食道は押しつぶされている

これが喉頭蓋

食塊の通るスペースができる

舌骨上筋群が舌骨を上前方へ引き上げる

舌骨下筋群が喉頭を舌骨に引きつける

喉頭蓋が回転し喉頭口を閉鎖する

図9 嚥下時の喉頭の動き（文献6より転載）

り下げるような構造になっています。嚥下反射時には、舌骨筋群が収縮して喉頭を前上方へ引き上げます。

触診してみよう！

喉頭の可動性（安静時・嚥下時・頸部伸展時／図10）

安静時、舌骨筋群は緩んだ状態なので、喉頭をつまんでグイグイと横に動かすと可動性があるのがわかります。甲状軟骨の上に人差し指を添えて唾液を飲み込むと、甲状軟骨が力強く人差し指を乗り越えるのを感じられるでしょう。

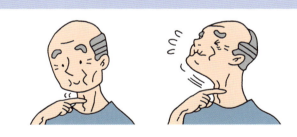

図10 軽く顎を引いたときと頸部過伸展時の喉頭の動きの違い

でも、頸部を思い切り伸展させ、グッと力を入れた状態で同じことをするとどうでしょうか？さきほどと違って、喉頭は横にも動きにくいし、嚥下時の挙がり具合も半分以下くらいになったのではないでしょうか。

この実験からも、喉頭の動きは、姿勢や筋緊張の影響を受けやすいことがよくわかります。食事のときに軽く顎を引く姿勢が大切だと口酸っぱくいわれるゆえんです。

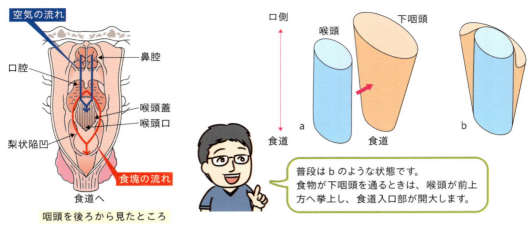

図11 嚥下時の咽頭収縮の仕組み（文献7より転載）

嚥下時の咽頭収縮の仕組み（図11）[7]

　非常に複雑な運動ですが、次のように考えるとわかりやすくなります。

　咽頭を、生クリームのデコレーションするときの使うチューブに見立ててください。咽頭収縮は、チューブに上から圧力をかけて搾り出す運動にあたります。上からうまく圧力をかけるために必要なのが、口唇や軟口蓋などの閉鎖です。しかし、それだけではクリームを効率よく搾り出すことはできません。普段はチューブの出口付近が硬い筒に押しつぶされた状態だからです。

　チューブの出口付近の漏斗状のところが下咽頭～食道入口部にあたり、硬い筒が喉頭にあたります。クリームを搾り出すには、硬い筒を前上方へ動かさなければなりません。この動きが喉頭挙上とそれに伴う食道入口部の開大です。搾り込みが不十分だと、クリームが途中に残ったり、筒の中にあふれたりします。これが喉頭蓋谷や梨状窩、咽頭壁への残留であり、気管内への誤嚥です。

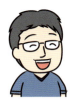
クイズ③④⑤（→ p.20）の答えもこれで OK だよね。VF・VE の映像とメカニズムの説明で、のどの動きをはっきりイメージできるようになってきたんじゃないかな。

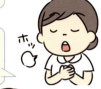
確かに。VF や VE の検査って、すごくむずかしく感じていたけど、見るところは意外にシンプルなんですね。ちょっと安心。

のどの触診はまだ自信がないです……。これが舌骨でいいんですか？

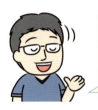
それは甲状軟骨。触診の実習をすると、女性の場合は間違った場所を触っていることが多いね。男性のほうがわかりやすいから、まずは男性で確認してから女性をみるといいよ。
こういうのは慣れもあるから、ルーティンで触診していれば、すぐにわかるようになるから大丈夫。

引用・参考文献

1) 明石惠子. "消化器系". 解剖生理学. 林正健二編. 大阪, メディカ出版, 2010, 167, (ナーシンググラフィカ, 人体の構造と機能1).
2) 山田好秋. "おいしく食べるためのしくみ". よくわかる摂食・嚥下のメカニズム. 第2版. 東京, 医歯薬出版, 2013, 40.
3) 前掲書2). "のみこむこと". 60.
4) 大釜徳政. "摂食・嚥下". リハビリテーション看護. 第4版. 大阪, メディカ出版, 2022, 113, (ナーシンググラフィカ, 成人看護学5).
5) 大野木宏彰. "摂食嚥下のメカニズム". もっと嚥下の見える評価をしよう！頸部聴診法トレーニング. 大阪, メディカ出版, 2017, 21-2.
6) 前掲書2). "嚥下に関わる体の構造". 99.
7) 益田慎. "咽頭期の嚥下運動の目的と実際". 嚥下障害の臨床：リハビリテーションの考え方と実際. 第2版. 日本嚥下障害臨床研究会編. 東京, 医歯薬出版, 1998, 436-42.

| STAGE 1 | 誤嚥性肺炎と口腔・咀嚼・嚥下の基礎知識をマスターする |

STEP 4 口腔ケア用の秘密兵器を紹介！

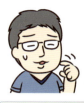

STEP1（→ p.16）で、誤嚥性肺炎の病因の主体は口腔内の細菌を含んだ唾液であるという話をしました。
今回は誤嚥性肺炎予防のカギとなる口腔ケアについて学んでもらうんだけど、とりあえず、この口腔内の写真を見てほしい！

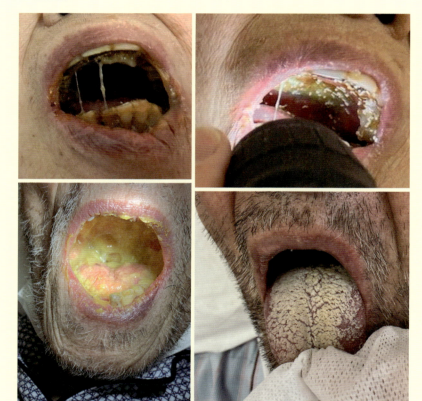

口腔ケア後（？）の口腔内の様子

これらは、この病院で僕が患者さんの評価やリハビリのために訪室した際の写真です。食前や食後の状況だったから、本来は口腔ケアが行われた後のはずなんだけど……

STAGE 1

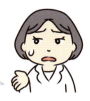

うーん、ひどい……。
看護師として恥ずかしい……

こんな口じゃ、絶対、おいしく食べられないですよね！

誤嚥性肺炎で入院後に禁食だった人に嚥下評価の指示が出て、患者さんを見に行くと、こんな口だったことが少なくないんだ。もちろん、自分で口腔ケアをしっかりしてから嚥下評価をするんだけど、その後に食事を再開して翌日に発熱があった場合、それってなんの熱ってことなんだよね。

嚥下評価も大事なんだけど、まずは口腔ケアの質を向上させないと！
ということで今日のポイントはこちら！

STEP 4 口腔ケア用の秘密兵器を紹介！

今日のポイント

- 唾液は天然の洗口液
- 口腔内細菌数の1日の変化
- 義歯ケースの清掃もお忘れなく
- 口腔ケアにオキシドールを使ってみよう！
- 高齢者の唾液誤嚥は「ある」と思って対応を

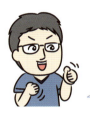

唾液は天然の洗口液

　誤嚥性肺炎のおもな原因は唾液の誤嚥だという話をすると、唾液そのものが悪者という印象を持つ人が出てきそうなので、はじめに少し補足しておきます。

　唾液は本来無菌で、抗菌作用もあります。私たちは意識せずに嚥下していますが、唾液は1日1L前後分泌されており、口腔内の汚れなどもいっしょに洗い流してくれるので、いわば天然の洗口液ともいえる存在です。しかし口腔内が汚いと、分泌後に必然的に口腔内細菌と混じり合うことになり、その汚れた唾液が問題になるわけです。お間違えなく。

41

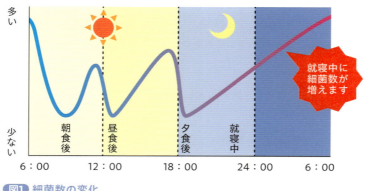

図1 細菌数の変化

口腔内細菌数の1日の変化

　毎日、口腔ケアを行っていても、口腔内には約700種類、約1,000億～2,000億個の常在菌（細菌・真菌）がいるといわれています[1]。この細菌数は、口腔ケアを怠っていると爆発的に増えていきます。

　その口腔内の細菌数には1日のなかで 図1 のような変動があります。食後すぐがいちばん少なくなり、食間に増加していくこと、夜間がいちばん多くなり、その時間が長く続くことがわかると思います。この要因は、食後の口腔ケアだけでなく、嚥下回数と唾液の量の変化が関係しています。

　睡眠時の分泌量はかなり少なく、覚醒時の1/5～1/2以下といわれています[2]。口腔の自浄作用に必要な唾液が少なくなり、それに伴って嚥下回数も減る就寝中に、口腔内細菌が増えやすくなるという具合です。反対に、食事時には咀嚼運動などによって唾液分泌量が増え、嚥下の回数も増えるので口腔内細菌の数が減少するのです。

　こういうデータから、口腔ケアに力を入れるベストなタイミングとしては、夕食後や就寝前が推奨されます。また、起床時も口腔内細菌が多い状態なので、朝の歯磨きは朝食後だけでなく、朝食前にも行うことがよいといえます。

　ただ現実的には、マンパワーの問題などで、毎食後、ていねいに時間をかけて行うことや、就寝前にも実施することはむずかしいかもしれません。しかし、口腔内細菌数の増減を意識して、毎回のケアの質は最低限保ちつつ、1日のなかで1回は念入りに行える体制はつくっていくようにしましょう。

面倒くさがらずにちょっとひと手間

　ふだんの口腔ケアの質は、ちょっとした意識と物品の使用で大きく変わります。日常的に使用する歯ブラシやスポンジブラシに加え、歯間ブラシ、ライト、保湿剤、口腔ケア用ガーゼ、舌ブラシ、吸引付き歯ブラシなどは、すぐに使用できるよう準備しておきましょう（図2）。また、下記の内容についても意識してみてください。

❶ ライトの使用

　口腔内は暗く見えづらいのですが、ライトを使って口腔内を確認するスタッフは意外に少ないように感じています。ライトで確認するだけで、内服薬の残留や口蓋の剥離上皮膜の付着の見落としなどは格段に減るでしょう。

❷ ブラッシング・歯間ブラシの使用

　歯垢やプラークともいわれるバイオフィルムの除去には、ブラッシングが必須です。

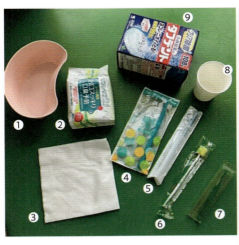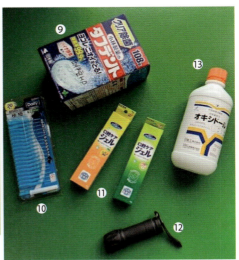

図2 口腔ケアに使用する物品
①ガーグルベースン、②口腔用ウェットティッシュ、③口腔ケア用ガーゼ、④吸引付き歯ブラシ、⑤ワンタフトブラシ、⑥スポンジブラシ、⑦舌ブラシ、⑧紙コップ、⑨義歯洗浄剤、⑩歯間ブラシ、⑪口腔保湿剤、⑫ライト、⑬オキシドール

残存歯があるのにうがいだけですませてしまっているスタッフを、ときどき見かけるのですが、歯が1本でもあるならブラッシングが必要です。歯間ブラシもとても有効です。使ったことがない人は一度試してみると、通常の歯磨き後でも歯間からゴソゴソと汚れが取れるので驚くでしょう。

③ 舌苔

無歯顎の場合でも、柔らかい歯ブラシや舌ブラシを使用し、軽く舌背をケアするようにしましょう。ゴシゴシこすると舌背を傷つけてしまうので、著明な舌苔に対しては、次ページで紹介するオキシドールを使用し、数日に分けて除去を目指しましょう。

④ うがい動作の可否

口腔ケア時の汚れた水・唾液を誤嚥させないのも大事です。口腔内の細菌のことを勉強した後だと、とても怖いですよね。嚥下評価のところで解説しますが、液体の口腔内保持が可能かどうかを評価して、うがい動作の可否を判断し、誤嚥リスクがありそうならガーゼやスポンジブラシでの清拭に切り替えることが大切です。

⑤ 仕上げ磨き

セルフケアできる高齢者でも、確認や仕上げ磨きを行うことを意識しましょう。面倒くさがってブラッシングをせずにうがいだけにしていたり、義歯を外さずにブラッシングしている人も、けっこう少なくないはずです。

義歯の清掃

口腔ケア時には、義歯の洗浄もとても大切です。義歯の素材であるレジンには吸水性があるという話をしたのを覚えていますか？　吸水性があるということは、汚れた水も吸水するということなので、義歯の洗浄が不十分なまま水中に保管していると細菌の付着・繁殖につながります。

実際に、毎日義歯清掃をする場合としない場合で、過去1年間の肺炎発症率を調査したところ、毎日清掃をしなかった場合、65歳以上の高齢者では肺炎発症率が1.3倍、75歳以上では1.6倍であったと報告されています[3]。

　義歯の清掃の際には、義歯ブラシか柔らかい歯ブラシでのブラッシングが必須です。流水で流すだけの清掃ではバイオフィルムを除去できなかっただけでなく、ブラシによる清掃のほうが、オキシドール（過酸化水素水液）に5分浸漬するよりも義歯にこびりついたバイオフィルムの除去効果が高いという結果でした。また最も効果的だったのは、ブラッシングと義歯洗浄剤を併用した方法だったといわれています[4]。

　あと、忘れがちなのが義歯ケースです。義歯ケースにもバイオフィルムが付着するので、水を入れ替えるだけでなく、ブラッシングをするように意識しましょう。

口腔ケアの秘密兵器　オキシドール

　口腔ケア時にやっかいなのが、乾燥した状態の汚染物や舌苔です。痂皮状の汚染物は、口腔内乾燥に伴って口腔粘膜上皮が剥離したものや、痰、血餅（けっぺい）、食物残渣などが堆積したものです。口腔保湿剤を塗布して5分くらい待ち、柔らかくしてからスポンジブラシで除去する方法がよく紹介されていますが、時間がかかります。また、なかなかうまく取れずにがんばっているうちに、出血させてしまうことも少なくありません。

　舌苔は、舌機能低下や自浄作用低下によって、舌表面にある糸状乳頭に剥離細胞や粘液、食物残渣や細菌などが付着したものです。舌苔も取れにくく、舌ブラシや歯ブラシでこすり取ろうとして舌背を傷つけてしまうことがあります。

❶ オキシドールの特徴

　こうしたやっかいな痂皮状の汚染物や舌苔の除去にとても有効なのが、オキシドールです。え、オキシドールって傷口につける消毒液じゃないの？　口腔内に使用していいの？　と思うかもしれません。でもオキシドールの効能・効果に、口腔内にも使用できることが明記されているので安心してください[5]。口腔ケアに使用する際は2～3倍希釈します[6]。

　オキシドールの特徴は、次ページのようなものが挙げられます[6]。

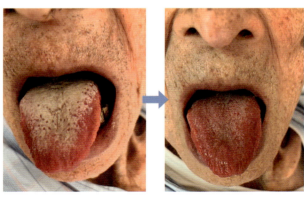
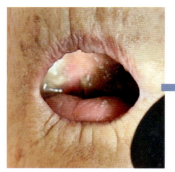
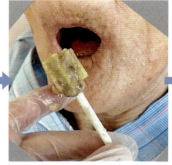
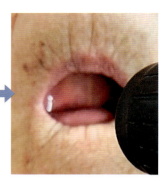

図3 オキシドールによる口腔ケア後の口腔の様子

- 血液など有機成分と反応して発泡することで、乾燥付着物の除去を容易
- 酸素を生じるため嫌気性菌にも有効である
- 止血効果も期待できる
- 弱いながらも殺菌作用がある
- 舌苔の除去にも有効である
- 低コスト（薬価：約8円/10mL）

❷ オキシドールの使い方

　口腔内粘膜に固着した汚染物に付着させると、シュワシュワと発泡して汚染物を浮き上がらせて除去が容易になるし、舌苔の除去にも有効です（ 動画 ）。また止血効果もあるので出血傾向のある人にも使用しやすく、弱いながらも殺菌効果があること

も心強いところです。舌苔や乾燥した汚染物の付着が目立つ人への口腔ケアは、通常、難渋しがちですが、そういう人に対して効果的・効率的にケアできたという成功体験をしてもらうと、今後の口腔ケアへのモチベーションにもつながるでしょう（図3）。

試してみよう！

オキシドールを使った口腔ケアの方法

①オキシドール　5mL ＋ 水 5〜10mL を紙コップに入れる
　※ 2〜3 倍希釈で使用
②水を入れた洗浄用のコップも、別に用意する

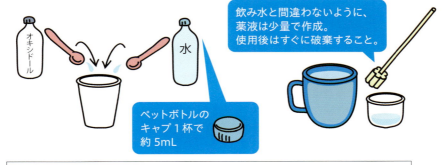

飲み水と間違わないように、薬液は少量で作成。使用後はすぐに破棄すること。

ペットボトルのキャップ1杯で約5mL

③スポンジブラシで軽く混ぜ、少し絞って、口蓋や舌、頬粘膜などに、軽くこするように塗布する

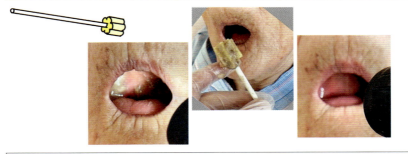

④発泡し、痰や痂皮などが軟化したら、スポンジブラシで除去する。
　洗浄用コップでスポンジブラシを洗って、同じことを数回繰り返す。
※歯ブラシに薬液をつけて、ブラッシングに用いてもOK
※薬液が咽頭に垂れ込まないように注意。発泡が強ければ、適宜吸引も行う

オキシドールの効果、めちゃくちゃすごいですね！病棟のみんなにも、さっそく、広めますね！

これは僕も実際に試してみてすごく効果的だったから、もっと早く知りたかった方法なんだよ。

重曹を使う方法もあるけど、重曹は苦みがあるし、粉を溶かす手間もあるから、僕はオキシドール一択だね。

1日の口腔内細菌のグラフの話を聞いて思ったんですけど、たとえば禁食中や口腔内乾燥のある人は、日中でも細菌数が多くなるのでは？

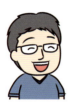

するどいね！　まさにそのとおり。そういう人は日中でも唾液が少なくなるので、自浄作用が低下して細菌数は増える。より重点的に口腔ケアを実施する必要があるよね。

あと、睡眠中の唾液誤嚥は、肺炎既往のある高齢者だと7割、既往のない高齢者でも1割は生じているという報告[7]があるくらいだし、高齢者の不顕性誤嚥はあると思って対処しよう。誤嚥があっても被害が最小限で済むように、口腔内を清潔にしておくのが重要ってことだね。

口腔ケアは本当に大事だし、まだ話し足りない感じだけど、本題の嚥下評価の話に進むね。

引用・参考文献

1）岸本裕充. "口の中を探検する". ナースのための口腔ケア実践テクニック. 東京, 照林社, 2002, 17-29.
2）渡部茂. 唾液：歯と口腔の健康. 原著第3版. 東京, 医歯薬出版, 2008, 27-40.
3）Kusama,T. et al. Infrequent Denture Cleaning Increased the Risk of Pneumonia among Community-dwelling Older Adults: A Population-based Cross-sectional Study. Sci Rep. 2019, 9（1）, 13734.
4）馬場一美ほか. 義歯管理に関する臨床的エビデンス. 日本歯科医師会雑誌. 66（8）, 2013, 764-74.
5）オキシドール「ヨシダ 添付文書」. 吉田製薬, 1961.
6）渡邉裕. "痰などで汚染された口腔内に使用するオキシドールの使用時間は？ それとも、白色ワセリンを使用したほうがよいのでしょうか？". ひとりだちできる口腔ケア. 山崎裕ほか編. 東京, 学研メディカル秀潤社, 2021, 66-7.
7）佐々木英忠ほか. 誤嚥性肺炎のメカニズムと最近の知見. 歯科展望. 1998, 91, 1280-7.
8）岸本裕充. "口腔ケアへのナースの取り組みをサポートしたい". ナースのための口腔ケア実践テクニック. 東京, 照林社, 2002, 16.

STAGE 2

〈嚥下評価 基礎編〉
3つの嚥下機能と
頸部聴診法を
マスターする

STAGE 2　〈嚥下評価 基礎編〉3つの嚥下機能と頸部聴診法をマスターする

STEP 5　嚥下評価のマニュアルの殻を破ろう！

今回からステージ2です。いよいよ嚥下評価の世界に足を踏み入れていきます！　今日はみんなが普段、どうやって嚥下評価をしているかなど、一般的に行われている嚥下評価の確認をしていきたいと思います。

今日のポイント

・高齢者の嚥下機能と食形態は乖離していることが多い
・代表的なスクリーニングテストの確認
・よくある嚥下フローチャートで対応できる？

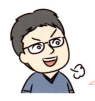

普段、みんなどんな感じで嚥下評価しているのかな？

食事のときにむせていないかとか、ちゃんと噛めているか口の中を確認したりとか……
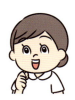

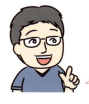

「反復唾液嚥下テスト」とか、「水飲みテスト」とかって、聞いたことがあると思うんだけど、そういうテストって感じではやってない？

最初の食事開始のときとかは、お茶を飲んでもらってむせたらトロミにするって感じですね。そういうテストは、勉強会なんかで聞いてはいるけど、やってないです。
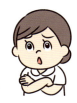

ミールラウンドのときに、固形物が食べにくそうだったら、粥や極刻み食なんかに形態を下げたりって感じ。
でも認知症などでコミュニケーションが取れない人は、飲み込みにくいのかどうかがわからないので困ってます。

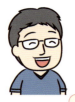

> じゃあ、誤嚥性肺炎で入院した人の最初の食事は、誰がどう判断しているの？

> 主治医がオーダーしますね。前回入院時の食事内容や、家族に家で食べている形態を聞いてオーダーしている先生が多いです。だから、今の状態にぜんぜん合ってない食事が出ていて、看護師が形態を下げてって頼むこともけっこうあります。
> 明らかに液体がむずかしそうな人は、看護サイドですぐにトロミ対応に変更してます。

> 普通食で開始になった人が、翌日や翌々日にトロミ対応になったり、いきなりペースト食に下がったりっていう変更がよくあります。

> うーん、なるほど。どうも行き当たりばったりな対応になってる感じだね。じゃあ、順番に進めていくよ。

施設・在宅高齢者の嚥下機能と食形態の乖離

　まず、入院した疾患や診療科に関係なく、新規入院の高齢患者さんの嚥下評価は、全員に、できるだけ早く行ったほうがよいです。施設入居者、在宅療養高齢者において、施設入居者で35％、在宅療養患者で68％に、本人の摂食嚥下機能と食形態に乖離が見られたという報告[1]があります。施設からのサマリーや、本人や家族からの自宅での食形態の聞き取りだけで入院時の食事形態を決めてしまうのは、危険です。

　そもそもなんらかの疾患で入院した高齢者は、それまで食べていた食事が安全に摂取できるとは限りません。ゼーゼー、ハーハーと呼吸状態が不良であったり、覚醒状態が不十分であったりすれば当然です。また腰椎圧迫骨折で整形外科入院だったとしても、ギャッチアップすらむずかしく、ほぼ寝たままで摂取するとなれば、普段は液体をむせなく飲めていた人でも誤嚥リスクが高くなっているでしょう。

　もちろん、入院直後に嚥下評価を行っている施設もあるでしょうが、嚥下評価・対応が後手に回ることが多い現状もあるわけです。

3大スクリーニングテスト

嚥下について少し勉強すると、必ず紹介されているのが、「反復唾液嚥下テスト」「改訂水飲みテスト」「フードテスト」の、いわゆる3大スクリーニングテストです。これらは、誤嚥の有無を迅速に安全に低コストでスクリーニングするために開発されたもので、それぞれが標準化されています（表1）[2]。

ただ、これらはあくまでもスクリーニングテストで、<mark>障害があるかないかをふるい分けるためのもの</mark>であり、嚥下障害の病態まで判断できるものではありません。大きな病院など、すぐにVFやVEを行える環境であれば意味があるかもしれませんが、施設や在宅、小規模の病院など、すぐに検査ができない環境であれば、誤嚥有無の判定だけ行っても、どういう病態であるかはわからず、はたと困ってしまうわけです。

表1 嚥下スクリーニングテストと誤嚥有無の判別精度（%）（文献2より転載）

反復唾液嚥下テスト	感度	98
	特異度	66
改訂水飲みテスト	感度	69
	特異度	88
フードテスト	感度	72
	特異度	62

❶ 反復唾液嚥下テスト（表2）[3]

反復唾液嚥下テスト（Repetitive salive swallowing test：RSST）は、医療者の指示に従って30秒間に何回唾液を嚥下できるかをみる検査で、3回以上できれば正常とします。しかし指示が理解できない患者さんでは実施困難です。また感度がかなり高い一方、特異度は低いといわれています。経験上、3回以上嚥下できる人でも、液体の誤嚥リスクが高い人は少なくありません。実際に、感度69.4%、特異度40.0%だったという報告もある[4]など、RSSTの妥当性については一致していません。

いずれにせよ、30秒間の嚥下の回数だけで得られる情報は多くはありません。

❷ 改訂水飲みテスト（表3）[3]

改訂水飲みテスト（Modified water swallowing test：MWST）は、冷水3mLをシリンジで患者さんの口腔底に注ぎ、嚥下してもらった後、発声してもらい、その様子

表2 RSST の方法と判定基準（文献3より転載）

RSST の方法	判定基準
1) 被検者には頸部をやや前屈させた座位姿勢の基本姿勢（リクライニング位でも可）をとってもらう。 2) 喉頭隆起および舌骨部にそれぞれ指腹を当て、唾液を連続して嚥下するよう指示する。 3) 喉頭隆起および舌骨は、嚥下運動に伴い指腹を乗り越え上前方に移動し元の位置に戻る。 4) この運動を30秒間観察して、触診で確認できた嚥下回数を観察値とする。	30秒間に嚥下回数3回がスクリーニング値の目安となる。誤嚥に関しては感度98%と非常に高いため、スクリーニング方法としては適切な方法であるといえる。一方で特異度は誤嚥に関して66%であり、正常な高齢者でも3回/30秒を達成できない例もまれではなかったと報告されている。したがって、3回/30秒以下の有所見患者に対しては、その他のスクリーニング方法や身体所見と総合して判断することが必要となる。

表3 MWST の方法と判定基準（文献3より転載）

MWST の方法	判定基準
水3mLを口腔前庭に注ぎ、嚥下をするように指示する。もし可能ならば追加して2回嚥下運動をしてもらい、最も悪い嚥下活動を評価する。以下の判定基準にしたがって、評価基準が4点以上なら最大2試行（合計3試行）を繰り返して、最も悪い場合を評点として記載する。 評点が4点以上なら問題がないと判定する。また、本法は比較的安全な方法であるがゆえに RSST 同様、重度の嚥下障害の患者に行うことが多い。したがって誤嚥の危険性も高いため、テスト前には口腔ケアを十分に行い、清潔な口腔内で検査を行うようにする。	①嚥下なし、むせる and/or 呼吸切迫 ②嚥下あり、呼吸切迫（silent aspiration の疑い） ③嚥下あり、呼吸良好、むせる and/or 湿性嗄声 ④嚥下あり、呼吸良好、むせない ⑤④に加え、追加運動が30秒以内に2回可能

を評価するものです。「冷水3mLを口腔底に注ぐ」となっていますが、そもそも、これは本来の液体の飲み方と異なります。取り込み動作などを省いて評価することになるので、実際の液体の誤嚥リスクを正しく判断することはむずかしいでしょう。実際、3mLでむせや湿性嗄声がなくても、普通量の液体でむせる人は少なくありません。

③ フードテスト（表4）[3]

嚥下後に口腔内の残留の有無を確認しますが、口腔内に残留がないことと、咽頭に残留がないことはイコールではないことは知っておかなければなりません。むせや呼吸状態の変化があった場合も、嚥下反射のタイミングがずれて誤嚥したのか、咽頭残留後の誤嚥だったのかなど、病態を把握することは困難です。

表4 段階的フードテストの方法と判定基準（文献3より転載）

方法	判定基準
茶さじ1杯（約4g）のプリン、粥、液状食品を閉口しながら舌背面部に取り込んでもらう。その後、食べて（2回嚥下）もらい、舌背を中心に口腔内を観察する。嚥下動作は最も悪い嚥下活動を評価する。もし、評価基準が4点以上なら最大試行（合計2試行）繰り返して、最も悪い場合を評価として記載する（食物特性や体位を工夫した場合には記載が必要）。	①嚥下なし、むせる and/or 呼吸切迫 ②嚥下あり、呼吸切迫（silent aspiration の疑い） ③嚥下あり、呼吸良好、むせる and/or 湿性嗄声 and/or 口腔内残留中等度 ④嚥下あり、呼吸良好、むせない、double swallow でなくなる ⑤嚥下あり、呼吸良好、むせない、single swallow でなくなる

（注）single swallow 後、double swallow 後ともに嚥下後に口腔内を観察する（事前にしっかりと指示を出す）。口腔内の観察部位は舌背面部と口蓋を中心に行う。automatic double swallow は single swallow とみなす。

嚥下評価のためのフローチャート

1つのスクリーニングテストだけでは不十分なので、複数のテストを行って精度を上げるためフローチャートが考案されたりしています。フローチャートなどのマニュアルに当てはめて考えるほうが簡単だし、安心だという人も多いでしょう。嚥下チームの仲間からも、「こうだったらこうするというフローチャートを作ってほしい」とよく言われたりします。

しかし、スクリーニングテストの問題点を挙げたように、これらのテストをマニュアルどおりに行ってただむせの有無や嚥下の回数などを見ただけでは、病態はつかめません。だからこそ、フローチャートなどのマニュアルの多くは、むせを確認したら、VFやVEでの評価や専門家による評価をするという流れになっているわけです。

＊　　　＊　　　＊

たとえばフローチャートに「水飲みテスト3mL」「30°リクライニング位」と記載してあったとします。一般的に「リクライニング30°前屈位が安全姿勢です」といわれていますが、実は注意が必要です。送り込み動作の障害を代償するのにリクライニング位は有効ですが、逆に重力の関係で早く流れ込みすぎて嚥下反射のタイミングがずれやすくなることがあります。このことを理解しておかないといけません。

また3mLという少量であったとしても液体は難易度が高く、嚥下障害者ではむせることも少なくありません。むせた後にトロミ水を試そうとしても、湿性咳嗽がおさ

まりにくいことや、むせのために評価に非協力的になったりして、スムーズに評価が進まないこともありがちです。

そして、咀嚼機能の評価項目があることも少なく、嚥下障害があった場合には、咀嚼機能に関係なくゼリー食・ペースト食などの嚥下食で対応されることが多いでしょう。見た目や味のせいで食欲不振、低栄養になることは避けたいですし、咀嚼機能評価も簡便に行っていく必要があるといえます。

どうかな？ 嚥下リハビリの現場って、こういうのが推奨されたり、実施されたりしているんだけど？

フローチャートがあるといいなと言ってましたけど、そんな感じでは意味がないですよね……

そもそもうちには検査体制もないんだけど、あったとしても、すぐにその場で判断できないと仕事が回らないですよ。大野木さん、どうしたらいいの？

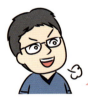

そんなときに使えるのが頸部聴診法なんだ。その場でパパッとわかるからね。次回、評価するべきポイントについて話してから、頸部聴診法を伝授していくよ！

引用・参考文献

1) 菊谷武ほか. 平成27年度日本医療研究開発機構長寿科学研究開発事業「地域包括ケアにおける摂食嚥下および栄養支援のための評価ツールの開発とその有用性に関する検討」報告書. 2016.
2) 戸原玄. "VFを利用しない摂食・嚥下障害の評価法". 評価法と対処法. 植松宏監修. 東京, 医歯薬出版, 2005, 88-98, (わかる！摂食・嚥下リハビリテーション, 1).
3) 弘中祥司など. "機能評価の重要性と簡単にできるスクリーニング". 前掲書2), 56-70.
4) 渡邉哲. 脳卒中後の誤嚥に関連する因子の検討. 愛知学院大学歯学会誌. 2007, 45 (4), 579-90.

STAGE 2 〈嚥下評価 基礎編〉3つの嚥下機能と頸部聴診法をマスターする

STEP 6 「3つの嚥下機能」が判断できればOK

前回、現状のスクリーニングテストをマニュアルどおりにやっても病態がつかめないという話をしました。それでは STEP6 で、評価のときにどこを見たらいいのか、なにを見たらいいのかについて解説していきます。

今日のポイント

- 嚥下評価は「3つの嚥下機能」で考えるのがおススメ
- 咀嚼・食塊形成〜送り込み　　咀嚼≠食塊形成
　　　　　　　　　　　　　　　咽頭期にも影響あり
　　　　　　　　　　　　　　　リクライニング位のメリット・デメリット
- 咽頭クリアランス　　　　　　喉頭蓋反転不良
　　　　　　　　　　　　　　　食道入口部開大不全
　　　　　　　　　　　　　　　喉頭蓋谷残留と梨状窩残留の反応の違い
- 嚥下反射のタイミング　　　　ゼリーがいちばん安全！？
　　　　　　　　　　　　　　　お茶漬けは難易度が高い
　　　　　　　　　　　　　　　温度差や一口量で反応が変わる

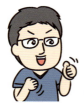

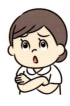

このあいだ、新規の患者さんに反復唾液嚥下テストと改訂水飲みテストを実際にやってみたんですけど……

嚥下の回数が2回、3mLの水ですぐにむせはなかったんだけど、後で少し喉がゴロゴロしていた感じだったんです。咽頭期に問題があるのかなって思ってトロミ対応にはしたんですけど、水分以外でもゴロゴロしている感じもあって。

なるほど。スクリーニングテストでは病態の把握はむずかしいと話したけど、まずはマニュアルどおりにやってみるのも大事です。評価が不十分なことを実感してこそ、必要なものが見えてくるからね。

咽頭期って外から見えないわけだし、むずかしい！

まあ、今日はそのあたりを解説していくよ。

3つの嚥下機能とは

　嚥下の5期で一連の嚥下の流れをイメージしておくことは大事です。ただ、嚥下の5期のどこに問題があるかを考えるだけでは、さきほどの会話のようにうまく対応できません。

　嚥下を評価するとき、私は「3つの嚥下機能」の把握が必要だと伝えています。3つの嚥下機能とは、「咀嚼・食塊形成〜送り込み」「咽頭クリアランス」「嚥下反射のタイミング」です（図1）。

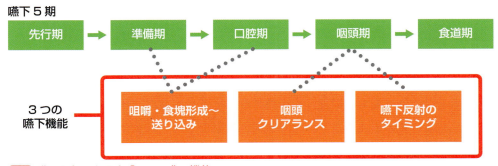

図1 嚥下評価に必要な「3つの嚥下機能」

❶ 3つの嚥下機能を簡単に説明すると……

「咀嚼・食塊形成～送り込み」とは、食べ物を咀嚼して、唾液と混ぜ合わせて食塊を形成し、咽頭に送り込むこと。「咽頭クリアランス」とは、嚥下時ののどの通り具合のこと。「嚥下反射のタイミング」とは、そのままですがゴクンと嚥下反射が起こるタイミングのことです。

❷ 3つの嚥下機能から判断することで対応が考えやすくなる

「咀嚼・食塊形成～送り込み」は嚥下の5期の準備期・口腔期をセットでとらえたものと考えてください。逆に、「咽頭クリアランス」と「嚥下反射のタイミング」は咽頭期を大きく2つに分けたものと考えてください。咽頭期を2つに分けて評価することで、一口量の調整が必要なのか、一回嚥下後に追加の嚥下をうながして食べてもらうほうがいいのか、トロミ対応が必要なのかなど、具体的な対応方法を考えやすくなります。

覚醒や認識の問題である先行期は、いうまでもなく準備期・口腔期・咽頭期に影響を与えるので、それを考慮して判断していきます。また食道期に生じる問題は、胃食道逆流や食道がんなどの通過障害などが原因のことが多いので、通常の経口摂取の評価とは切り離して考えてよいでしょう。

嚥下評価では、あまりむずかしく考えず、シンプルに3つの嚥下機能の判断をすればよいと考えてください。

咀嚼・食塊形成～送り込みの問題とは

高齢者では、歯や義歯の問題、舌や頬の筋力低下や麻痺の問題、認知機能の問題などから、咀嚼・食塊形成～送り込み機能の低下がよくみられます。ここで知ってほしいのは、①咀嚼と食塊形成の機能がイコールではない、②『咀嚼・食塊形成～送り込み』は咽頭期に大きく影響を与える、③姿勢による送り込み機能への影響の3つです。

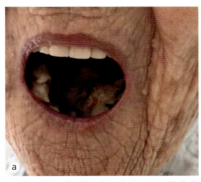
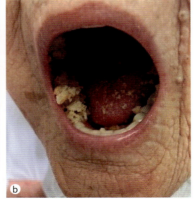

a：舌や頬などの動きが不十分で、口腔全体に食べ物が広がっている
b：咀嚼して細かくできているが、唾液が少なくパサつきが目立つ

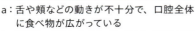

図2 食塊形成不良例
口腔内に入れた食物を咀嚼して小さくすることはできるが、それを食塊にはできていない。

❶ 咀嚼と食塊形成の機能は同じではない

1つめは、咀嚼と食塊形成の機能が同じではないことです。咀嚼力自体がしっかりしていても、唾液量の減少などで口腔内乾燥があったり、口腔や顎の動きが悪かったりすれば、うまく食塊としてまとめることができません。よく「刻み食が食べにくい」といわれるのは、この食塊形成の問題も大きく影響しています（図2）。

❷ 「咀嚼・食塊形成〜送り込み」は咽頭期に大きく影響を与える

2つ目は、「咀嚼・食塊形成〜送り込み」は咽頭期に大きく影響を与えることです。たとえば、舌や頬の動きが不十分で液体の口腔内保持がむずかしく、液体が不意に咽頭に流れ込んでしまう場合、嚥下反射自体には大きな問題がなくても液体のむせが生じやすくなります。また、ゼリーやペースト状のものであれば咽頭クリアランスが悪くない場合でも、咀嚼機能に合っていない固形物を嚥下すれば、咽頭残留を生じやすくなります（図3、動画1）。

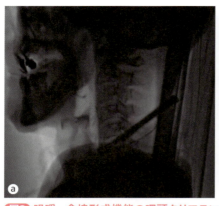 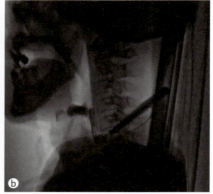

図3 咀嚼・食塊形成機能の咽頭クリアランスへの影響
a：ゼリーを嚥下したとき　b：固形物を嚥下したとき
臼歯なし・義歯なしの症例。ゼリーでは咽頭クリアランスが良好だが、固形物はしっかり咀嚼・食塊形成できていないために咽頭残留につながっている。

❸ 姿勢による送り込み機能への影響

　3つ目は、姿勢による送り込み機能への影響です。筋力低下や麻痺などで、食塊を咽頭へ送り込みにくい場合、口腔内残留が目立ったり、嚥下までに時間がかかったりすることがあります。それに対して、30°、45°、60°と、リクライニング位を使用すると重力の関係でスムーズになる場合があります。しかし、逆に早く流れ込みすぎて嚥下反射のタイミングがずれやすく、誤嚥リスクにつながる可能性があることも頭に入れておいてください（図4、動画2）。

咽頭クリアランスの問題とは（図5）[1]

　咽頭クリアランスの問題で知ってほしい病態は、喉頭蓋反転不良と食道入口部開大不全の2つです。通常、ゴクンと飲み込めば、ほとんど残留することなくきれいに食塊が食道に絞り込まれます。しかし、加齢や筋力低下、姿勢の変化などによって、喉頭挙上や咽頭収縮力が低下すると、きれいに食道に絞り込めず、喉頭蓋谷や梨状窩への残留や、残留後の誤嚥などが起きてきます。

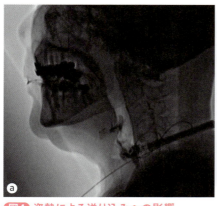
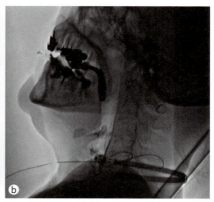

図4 姿勢による送り込みへの影響

a:座位、b:リクライニング位 45°
口腔の動きが乏しく、座位では送り込みにかなり時間を要する。リクライニング位で重力を利用して送り込みを代償させることで改善がみられる。

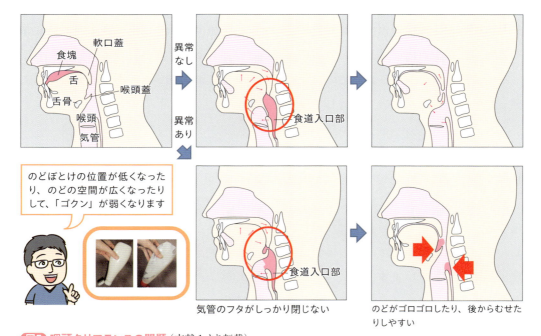

図5 咽頭クリアランスの問題（文献1より転載）

❶ 喉頭蓋反転不良

通常、嚥下時に喉頭挙上したり咽頭収縮したりすることで、喉頭蓋がしっかりと倒れ込むのですが、咽頭クリアランスが不良の場合は喉頭蓋の倒れ込みが不十分になり、

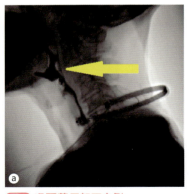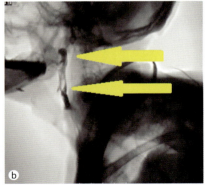

図6 喉頭蓋反転不良例
a：喉頭蓋反転不良　b：喉頭蓋反転不良＋鼻咽腔逆流
喉頭蓋反転不良があると嚥下圧が上方へ逃げやすくなる。bでは、嚥下時に食塊が上下の2方向に分かれて動いている。

その谷間である喉頭蓋谷に食物が残留しやすくなります。また、喉頭蓋反転不良に伴って嚥下圧が上方へ逃げる場合は、鼻咽腔逆流が生じることがあります（図6）。

喉頭蓋反転良好例と不良例での喉頭蓋の倒れ込み程度の違いと、喉頭蓋反転不良に伴った鼻咽腔逆流を映像で確認してみましょう（動画3、4）。

❷ 食道入口部開大不全

安静時、食道入口部は閉じています。嚥下の際は喉頭が前上方へ挙上し、咽頭が収縮することで一気に食道入口部が開き、食塊が食道へと絞り込まれていきます。しかし、咽頭クリアランスが不良の場合、食道入口部の開きが不十分となり、食物が梨状窩に残留してしまいます。

食道入口部の通過良好例と不良例を映像で確認してみましょう（図7、動画5）。

❸ 喉頭蓋谷残留と梨状窩残留の考え方

喉頭蓋谷と梨状窩の残留は、どちらかだけの場合もあれば、両方ともに残留する場合もあります。では、どちらに残留しているほうが誤嚥リスクが高いと思いますか？そう、梨状窩です。位置関係の視点から、喉頭蓋谷は気管の入り口（声門）まで少し

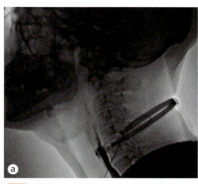 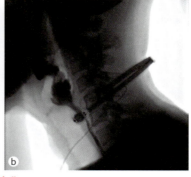

図7 食道入口部開大による通過具合の変化
a：食道入口部通過良好　b：食道入口部通過不良
通常の一口量であれば、嚥下時に一気に食道入口部を通過していく。b は少量しか通過せずに、喉頭蓋谷、梨状窩両方に多量の残留がみられる。

距離がありますが、梨状窩はすぐ前が気管の入り口なので、残留後に垂れ込みやすいのです。梨状窩は 3mL ほどのくぼみのため、残留が多かったり液状であればあるほど、そのリスクは高まります。

喉頭蓋谷残留と梨状窩残留の場合の反応の違いを映像で見てみましょう（動画6）。梨状窩残留から気管へ垂れ込みやすい場合には、防御的に慌てた嚥下がみられやすいので覚えておきましょう。

嚥下反射のタイミングの問題とは（図8）[1]

通常、液体でも固形物でも、喉頭蓋谷あたりまで流入すると嚥下反射が起こります。しかし、加齢や脳血管疾患などの影響で反応が鈍くなると、とくに流れの速い液体で誤嚥リスクが高くなってきます。喉頭蓋谷までの流入や貯留は大きな問題にならない場合が多いのですが、梨状窩への早期流入や貯留が目立つと、その前方に位置する気管に入るリスクは喉頭蓋谷に比べて高くなります（図9）。

嚥下反射のタイミングの問題で知ってほしいことは、「流動性の違い」「混合物での誤嚥リスク」「嚥下反射の起こりやすさの違い」の3つです。

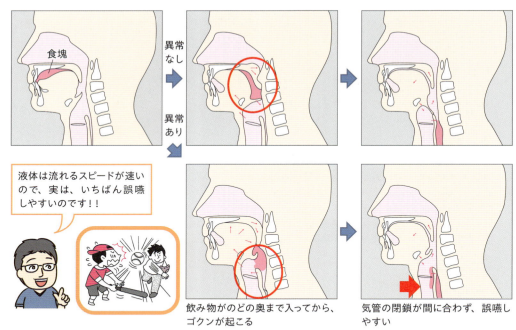

図8 飲み込みのタイミング（文献1から転載）

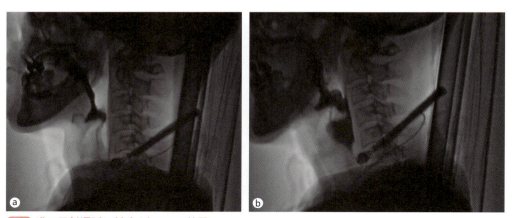

図9 嚥下反射遅延に対するトロミの効果

a：喉頭蓋谷までの流入　b：梨状窩までの流入
トロミあり（a）の場合は、流入速度が遅くなりまとまりがあるため、喉頭蓋谷で嚥下反射が起こり誤嚥なし。
一方、液体（b）の場合は、嚥下前に梨状窩まで流入し誤嚥を生じている。

① 流動性の違い

1つ目は、トロミやゼリーの流動性の違いです。嚥下反射が鈍くなった人には、ト

とろみの強さ	薄いとろみ	中間のとろみ	濃いとろみ
イメージ	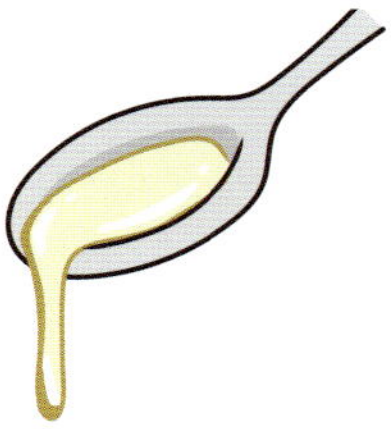	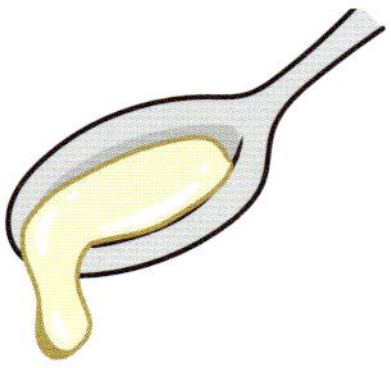	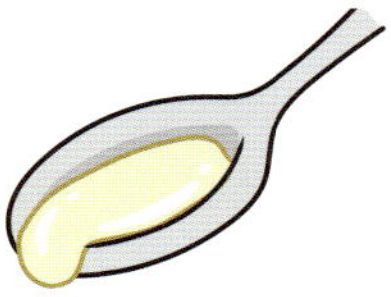
説明	スプーンを傾けるとなめらかに流れ落ち、細いストローでも簡単に吸える。	スプーンを傾けるとゆっくりと流れる。とろみがあることを実感でき、太いストローであれば吸い込める。	スプーンを傾けても流れにくい。しっかりとしたとろみを感じ、口の中でまとまりやすく、ストローは使えない。

図10 液体のトロミ濃度の3段階（文献3より一部改変）

ロミをつけたりやゼリーにするなどして、嚥下反射のタイミングのずれを防ぐ対応をとります。嚥下の勉強をしていくと、嚥下障害のある人にはゼリーがいちばん安全といった表現を見かけることがよくあるのですが、嚥下反射がとても鈍い場合には、濃いトロミのほうが安全なことが多くなります（ 動画7 ）。下咽頭へゆっくり流入するために嚥下反射が間に合ったり、まとまりがあることで梨状窩貯留時に気管に垂れ込みにくくなったりするためです。

　学会で推奨される液体のトロミ濃度3段階（ 図10 ）[3]とゼリーでの流動性の違いを、 動画8 で見てみましょう。

❷ 混合物での誤嚥リスク

　2つめは、混合物での誤嚥リスクです。現場では唾液の影響で離水したお粥でむせる、味噌汁でむせる、口の中の食べ物をお茶で流しこもうとしてむせる、内服時にむせることをよく経験します。実は、健常者でも咀嚼しながら嚥下する際には、咀嚼せずに液体やゼリーなどを嚥下する場合と異なり、嚥下前に喉頭蓋谷や梨状窩に流入しやすくなる特徴があります。とくに液体と固形物の混合物の場合、液体成分が先に下咽頭に流入しやすいために、嚥下反射が鈍い人では、液体だけで嚥下するより誤嚥リスクが高くなってしまうのです（ 動画9 ）。

❸ 嚥下反射の起こりやすさの違い

3つ目は、温度や量による嚥下反射の起こりやすさの違いです。熱いか冷たいか、温度がはっきりしているほうが、嚥下反射が起こりやすいといわれています[2]。人肌程度のぬるい温度だと感覚がわかりにくく、反応が鈍くなるということです。実際、冷水はコップ1杯むせずに飲める人が、ぬるい白湯では数口でむせてしまうのを経験します。誤嚥リスクがありそうな人に慎重に液体摂取を進めたいときは、温度差も意識するとよいでしょう。

また嚥下反射が鈍い人は、咽頭に入ってきた食塊の量が少なすぎると、なかなか嚥下反射が起きないことが少なくありません。一口量を2〜3gと少量にしたりするより、普通の一口量で食べるほうがスムーズに飲み込める場合もあるのです（動画10）。咽頭クリアランスの状態を考慮する必要がありますが、「嚥下障害＝一口量はティースプーン1杯」といった、型にはまった対応をしないように気を付けましょう。

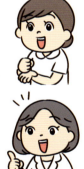

> VF映像を見ながら解説してもらうと、それぞれの病態がすごくわかりやすいですね。見るべきポイントが、だいぶんわかった気がします！

> 濃いトロミよりゼリーのほうが危ないこともあるとか、一口量が少なくないほうがいい場合もあるとか、目からうろこでした！

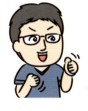

> 咽頭クリアランスや嚥下反射のタイミングはVFで評価するとわかりやすくていいよね。でも、それがベッドサイドや食事場面で簡単に評価できればもっといいよね。

引用・参考文献

1) 大野木宏彰. "飲み込むときののどの動き". 頸部聴診法を使った嚥下の見える評価マニュアル. 大阪, メディカ出版, 2014, 2.
2) 才藤栄一. 教育講演8：摂食・嚥下障害のリハビリテーション. 臨床神経学. 48 (11), 2008, 875-9.
3) 日本摂食嚥下リハビリテーション学会嚥下調整食委員会. 日本摂食嚥下リハビリテーション学会嚥下調整食分類2021. 日本摂食・嚥下リハビリテーション学会雑誌. 25 (2), 2021, 135-49.

STAGE 2

STEP 6 「3つの嚥下機能」が判断できればOK

STAGE 2 〈嚥下評価 基礎編〉3つの嚥下機能と頸部聴診法をマスターする

STEP 7 頸部聴診法のススメ

さあ、今回は頸部聴診法について解説します。「聴診法」と聞くとむずかしそうって思ってしまいがちですが、言語聴覚士でも、看護師さんでも、管理栄養士さんでも、歯科衛生士さんでも、介護福祉士さんでも、どんな職種でもできる技術です。

> **今日のポイント**
> ・正常な嚥下音ってどんな音？
> ・嚥下音の大きさ≒食道入口部の通過具合
> ・嚥下音のキレ≒喉頭蓋反転
> ・嚥下回数が変に多い≒咽頭残留
> ・空気を含んだような嚥下音≒嚥下反射のタイミングのズレ
> ・異常音を自分で体験してみよう！

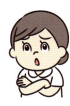

食事介助のときに、はじめて聴診器で嚥下音を聴いてみました。飲み込む音って、あんなにしっかり聴こえるんですね。ただ、それで咽頭の状態が判断できるのか不安です……

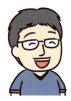

手技的にはなにもむずかしいことはないから、僕が教える嚥下音の聴き分けのポイントを覚えてもらったら大丈夫！

VF 映像と嚥下音をセットで見聞きして、頭のなかにイメージを作ること、自分自身で嚥下障害・異常音を体験実習してもらうことで、しっかり理解できるはず。胸部の聴診よりずっと簡単だと思うよ。

STAGE 2

私たちはふだん聴診器なんて使わないから、持ってるだけでドキドキしちゃう。病棟の看護師さんに、管理栄養士なのに聴診器でなにをするのって思われないかな？
そもそも管理栄養士がこういう評価ってしても大丈夫なんですか？

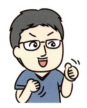

聴診自体になんの侵襲性もないからぜんぜん大丈夫！　もちろん、禁食指示が出ているなど、なんらかの制限がある人に嚥下評価するときは主治医に確認をとろう。
ただ、経口摂取している人にミールラウンドで頸部聴診を使って評価する分には、患者さん本人に声かけすれば大丈夫だよ。逆に、頸部聴診しないで経口摂取を進めるほうがずっと心配だといえる。
さあ、はじめていくよ！

頸部聴診法とは [1〜3]

　頸部聴診法とは、食塊を嚥下する際に咽頭部で生じる嚥下音や嚥下前後の呼吸音を、頸部に当てた聴診器で聴診することで、おもに咽頭期における摂食嚥下障害を判定する方法です。特別な機器を必要とせず、聴診器1つで行える評価方法で、どんな職種でもいつでもどこでも行うことができます。

　VFやVEのような機器を用いた検査は、人や時や場所を選ぶため、どうしても臨機応変に評価することがむずかしい一面があります。また、レントゲン室で造影剤入りの検査食を嚥下したり、細いとはいえ鼻から内視鏡を挿入した状態で嚥下したりするので、自然な嚥下状態ではない可能性もあります。とくに認知症の人の場合は、協力を得られず、十分な検査が行えないことも少なくありません。

　その点、頸部聴診法は、自由に食品を選択し、ベッドサイドや食事場面での自然な嚥下状態を評価することができます。普段の食事場面で咽頭期障害を判断して適切な対応方法を検討できたり、精度の高いスクリーニングテストとして早期に摂食嚥下障害に気づけたり、経時的な変化を随時確認できたりと、急性期病院から施設・在宅まで、すべての場面で活用することができる評価方法なのです。

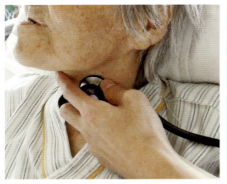 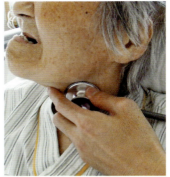

図1 小児用聴診器（左）と一般の聴診器（右）
一般の聴診器では接触子が大きいため、患者さんの動きを阻害している。

頸部聴診法の基礎知識[1〜3]

❶ 聴診器（図1）

　頸部聴診に使用する聴診器は高価なものは必要なく、標準的なもので構いません。ただ、成人用より小児用を使用することをお勧めします。高齢者では姿勢や体格などの関係で、成人用の大きい接触子では頸部を伸展させないと当てにくく、嚥下運動の邪魔になるからです。

　接触子の膜型、ベル型に関しては、膜型をお勧めします。聴診自体はどちらでも可能ですが、ベル型はしっかり密着させる必要があり、胸部の呼吸音は膜型で聴診するので、いちいちベル型と膜型を切り替える必要はありません。

❷ 聴診部位

　喉頭（甲状軟骨・輪状軟骨）の側面付近に当てて、聴診します（図2）。聴診部位にあまり神経質になる必要はなく、「喉頭の横」に当てることで嚥下音・呼吸音とも十分に聴取することができます。ただし、頸部側面後方に位置する胸鎖乳突筋に当てると、聴取できる音が小さくなりやすいので注意しましょう。

　片麻痺のある人の場合、健側側で聴取する必要があるかをよく尋ねられますが、健側・麻痺側どちらでも同じように聴取できるので、気にする必要はありません。

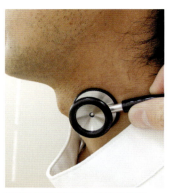
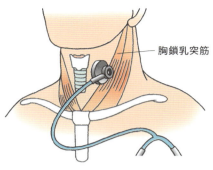

胸鎖乳突筋

図2 頸部聴診法の聴診部位
喉頭（甲状軟骨、輪状軟骨）の側面付近に接触子を当てる。

③ 聴診方法（動画1、2）

　聴診方法は、喉頭の横に聴診器を当てながら、嚥下音や嚥下後の呼吸音を聴取するだけなので、いたってシンプルです。のどの音を聴いて飲み込みの評価を行うことを患者さんに伝え、状況に応じて介助や自力摂取の状態で聴診を行います。

　評価前にブルブル、ゴロゴロといった咽頭の分泌物貯留音があれば、咳による喀出や嚥下によってなるべくクリアな状態にしてから聴取します。もし、それが困難で軽度の貯留音がある状態でも、嚥下音の評価は可能です。ただし、嚥下後の湿性音の判定精度が低下することには留意しましょう。

　肺炎などで痰貯留が多く喀出困難な場合は、評価前に吸引し、除去しましょう。嚥下自体しづらいですし、とくに梨状窩に痰貯留がある場合、残留物が痰の上にのることで、気管へ垂れ込みやすくなるからです。

　==嚥下音の聴診で咽頭クリアランスや嚥下反射のタイミングといった咽頭期の嚥下状態をとらえます==。頸部聴診を行っていても、嚥下前後の呼吸音の変化だけで嚥下状態を判断している人もいるようですが、それでは、誤嚥の有無をとらえられたとしても、肝心な咽頭期の病態を判断することはできません。

　うまく嚥下できなかった場合、咽喉頭に食物が貯留してブルブルと湿性音が生じたり、喀出反応（強弱あり）があったり、呼吸が乱れたり、追加の嚥下がみられたりといった反応があらわれます。異常な嚥下音をとらえたときは、注意深く呼吸音を聴取するスタンスで聴診を行うとよいでしょう。

まずは正常音を知ろう[4]

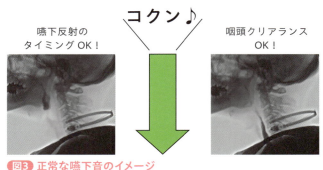

図3 正常な嚥下音のイメージ

　正常音（明瞭な音）では、"コクン"という明瞭な嚥下音と、嚥下直後に"ハー"という澄んだ呼気音が聴取できます（図3、動画3）。嚥下反射惹起のタイミングや咽頭クリアランスが良好な場合に生じる音で、泡立ったような音や余計な音の混ざらないひとまとまりの音として感じとれます。
　正常音と異常音を聴き分けるために、まずは正常音の特徴を理解しておきましょう。

> ❶ 5mLや5g程度の一口量の場合、通常1回の嚥下で飲みきることができ、明瞭な短時間（0.5〜0.8秒程度）の嚥下音が1回聴取される。
> ❷ 嚥下音は、液体と半固形では液体のほうが大きく高めの音で聴取できることが多い。
> ❸ 一口量が多い場合など、複数回嚥下になることはあるが、その際、口腔内保持をしながら分割して嚥下するため、嚥下と嚥下の間が極端に短くなることは少ない。
> ❹ 健常者の嚥下音でも幅があり、同じものを嚥下しても多少の違いがある。とくに液体では一口量や飲み方によって嚥下音の差が出やすくなる。

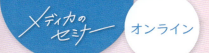

最新のラインナップはオンラインストアへ！

20,000人※1の看護師にご視聴いただいています。

受講者満足度※2 「期待通り」「期待以上」 **84%**

※1：2020年4月以降オンラインセミナー延べ受講者数　※2：2024年10月時点でのオンラインセミナー受講者アンケート調べ

その波形、ヤバイの？ヤバくないの？
もう怖くない！モニター心電図の見かた・考えかた

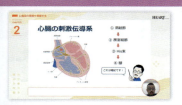

現場で必要な判読力と、行動につながるポイントを解説！「その波形のヤバい？ or ヤバくない？」の判別を確実におさえられる！

収録時間 約90分　　スライド資料 54ページ

受講料：スライド資料ダウンロード 3,000円（税込）
講師　後藤 順一

詳細・お申し込みはこちら！

病棟ナースに気づいてほしい 検査値のレッドフラッグ

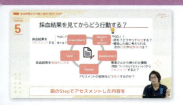

検査値の異常にいち早く気づいて正しくアセスメントできる！検査値の考え方・変動の要因・採血結果の見かたなどを解説。

収録時間 約120分　　スライド資料 40ページ

受講料：スライド資料ダウンロード 6,000円（税込）
講師　酒井 博崇／松田 奈々

詳細・お申し込みはこちら！

Dr.上田が教える「悪化させない」「突然死を防ぐ」高齢者の急変予防

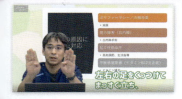

病院、施設、在宅…高齢患者さんに関わるすべての看護師、必聴。
感染・転倒予防、生活指導などの要点がつかめる！

収録時間 約80分　　スライド資料 39ページ

受講料：スライド資料ダウンロード 6,000円（税込）
講師　上田 剛士

詳細・お申し込みはこちら！

※視聴期間は受講証メール受信日より30日間です
※2025年1月現在の情報です

すべての医療従事者を応援します

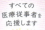

MC メディカ出版

メディカのセミナー オンライン

さぬちゃん先生の周術期の薬剤と患者状態 これだけ編
どんな患者さんに、どういう状況で薬を使うの？

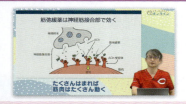

「薬」はシチュエーションによって使い方が変わる！
丸暗記ではなく、根拠からしっかり理解しよう。
オペナースはもちろん病棟ナースにもおすすめ！

収録時間 約130分　　スライド資料 34ページ

受講料：スライド資料ダウンロード 6,000円(税込)

講師　讃岐 美智義

詳細・お申し込みはこちら！

糖尿病のくすりQ＆A
根拠は？／1つずつサクッと学べる／中堅Ns.にも！

視聴期間は通常の2倍！
受講証メール受信日より60日間です

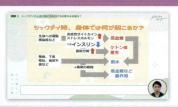

悩みがちな33個の疑問を解決＆患者説明スキルを
ブラッシュアップ！患者の"納得感を高める"
正しい答え方とともに根拠から解説。

収録時間 約350分　　スライド資料 114ページ

受講料：スライド資料ダウンロード 15,000円(税込)

講師　六車 龍介／大東 敏和／阿部 真也

詳細・お申し込みはこちら！

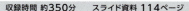

透析＋腎移植 Q＆A 50
透析の基礎知識／状況別のケア／腎移植のケア／透析装置・穿刺／食事療法

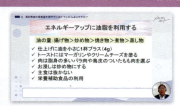

透析や腎移植のケアの場面でナースが抱くギモン、
患者から聞かれたら答えに困りそうなことが、
1問1答形式でよくわかる！

収録時間 約300分　　スライド資料 102ページ

受講料：スライド資料ダウンロード 6,000円(税込)

講師　加藤 明彦／磯部 伸介／石垣 さやか／石川 敬子／江間 信吾

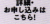

詳細・お申し込みはこちら！

はじめてのがんのくすり 全薬剤おまとめ編
どんなくすり？／投与前・中・後の観察／患者指導

視聴期間は通常の2倍！
受講証メール受信日より60日間です

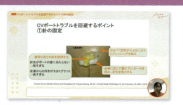

がんのくすりと看護に関する知識を厳選し解説。
自信をもって投薬ができ、「ココ！」というポイントを
押さえた患者指導・ケアを実践できるようになる！

収録時間 約720分　　スライド資料 378ページ

受講料：スライド資料ダウンロード 14,000円(税込)

講師　佐藤 弘樹／渋谷 悠真／菊池 早輝子／高梨 智恵／
　　　長谷川 紀代／大島 文乃／倉木 美和／藤本 沙耶香／友野 亜妃子

詳細・お申し込みはこちら！

※視聴期間は受講証メール受信日より30日間です
※2025年1月現在の情報です

体験してみよう！

正常音（図3）

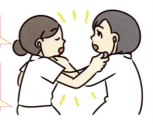

確かに液体のほうが大きく聴こえますね。唾液は小さめでした。

液体は聴くたびに音が違うようにも感じます。トロミ水やゼリーのほうが安定して聴こえる気がします。

液体は流れが速いし、まとまりがないぶん、変化しやすいんだよね。まずはトロミ水やゼリーで、ひとまとまりの音、音の大きさ、嚥下後の澄んだ呼気音を確認できればいいよ。

STEP 7 頸部聴診法のススメ

嚥下音の大きさ≒食道入口部の通過具合

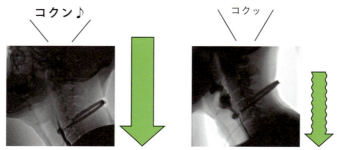

図4 食道入口部の通過状態による嚥下音の違い

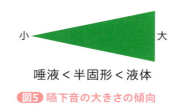

唾液＜半固形＜液体

図5 嚥下音の大きさの傾向

　嚥下音の評価のコツのひとつが、嚥下音の大きさです（図4）。一般的には、図5のように、唾液では小さめで、液体は大きく聴こえやすい傾向があります。唾液の音が小さめなのは、ゼリーや水などの嚥下時と比べて量が少ないためと考えてよいでしょう。

　食道入口部をきれいに通過したときと、少量しか通過しなかったときの嚥下音の大きさは差が出やすいので（図4、動画4）、食道入口部の通過具合を評価する大きなポイントです。

　症例の動画5、6で確認してみましょう。この症例は、自己免疫性疾患で咽頭クリアランス不良が著明に出ています。入院当初はほとんど食道入口部を通過しないので、嚥下音もほとんど聴こえない状態でした。しかし、ステロイドの治療で改善後は、食道入口部の通過がかなりよくなったので、嚥下音が大きくなっています。喉頭蓋谷に多少残留はあり、明瞭な嚥下音ではないものの、通過具合がよくなったことは嚥下音の大きさでしっかり判断ができます。

体験してみよう！

嚥下音の大きさの違い

まずは普通に嚥下して、通常の嚥下音の大きさを確認しましょう。次に、自分でわざと悪い飲み方をして、嚥下時の小さい（弱い）音、つまり「食道入口部の通過不良」を体験してもらいます。唾液やトロミ水やゼリー少量（3〜4g 程度）で行います。

それらを咽頭方向に送り込み、いざ嚥下する際に、口を半開きで、舌を口蓋になるべく触れないようにして嚥下します。なるべく嚥下圧を形成しないように飲み込むわけです。すると喉頭挙上や咽頭収縮がかなり弱くなるので、ほとんど食道入口部を通過しないはずです。下咽頭に残留するので、トロミ水やゼリーの場合は危ないから追加の嚥下もすぐにしたくなったりすると思います。お互いに正常音・異常音を聴き比べてみましょう。

これ、怖いです！ぜんぜんのどを通らないのがわかります。慌てて飲みたくなりますよね。患者さんってこんな感じなんだ……

悪い飲み方のときは、嚥下音が小さくてほとんどわからないです。
音の大きさって、こんなに変わるんですね！

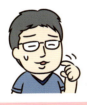

変に大きすぎる嚥下音も異常な可能性ありと覚えておいてね。

通常、嚥下反射時には軟口蓋が挙上したり、咽頭収縮筋がギュッと咽頭を絞り込んで、上から下方向に嚥下圧をかけるために空間が閉鎖された状態になるんだけど、嚥下反射が遅れたときや、喉頭蓋反転不良があったりして、咽頭の閉鎖が不十分な状態で嚥下圧が上に逃げるときは、大きな泡だったような音が出やすいよ（動画7）。

嚥下音のキレ≒喉頭蓋反転

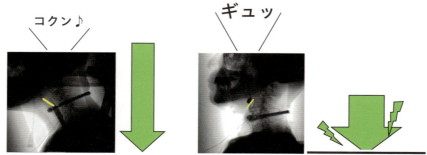

図6 喉頭蓋反転不良時のイメージ

　嚥下時のコクンとキレのある明瞭な音は、喉頭蓋反転がしっかり行われ、きれいに食道入口部を通過したときの特徴です。喉頭蓋反転不良時には、ギュッとブレーキがかかったようなキレの悪い音が出現します。正常音に比べて低めの音が出やすいのも特徴です（図6、動画8）。

　嚥下時の音のキレがあるときは、喉頭蓋反転良好なので、喉頭蓋残留なし、キレが悪いときは喉頭蓋反転不良なので、喉頭蓋谷残留ありと予測できます。

STAGE 2

体験してみよう！

嚥下音のキレの違い

　自分でわざと悪い飲み方をしてもらうことで、嚥下時のキレの悪い音（喉頭蓋反転不良）を体験してもらいます。唾液やトロミ水やゼリー少量（3〜4g程度）で行います。まずは普通に嚥下して、通常の嚥下音のキレのよさを確認しましょう。次に、頸部伸展位をとり、胸骨部に手のひらをピタっと当てて、それを下に引き下げた状態でそれらを嚥下します。

　喉頭挙上を妨げるので喉頭蓋が反転せず、ギュッとブレーキのかかったようなキレのない不明瞭な音が出るはずです。

ほんと、これはわかりやすい！喉頭蓋谷に残るから、もう1回追加で飲みたくなりますね。

でも喉頭蓋谷だから、そこまで慌てた感じで飲まなくていい感じもする。喉頭蓋谷と梨状窩の残留時の反応の違いがよくわかりました！

頸部伸展や座位姿勢が不安定で頸部の緊張が高いときは、こんなふうに嚥下不良になります。だから、姿勢を整える必要性もわかるよね。

STEP 7　頸部聴診法のススメ

嚥下回数が変に多い≒咽頭残留（図7、動画9）

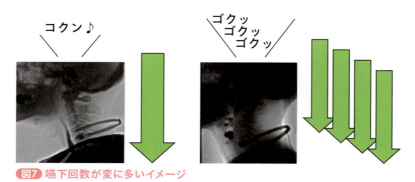

図7 嚥下回数が変に多いイメージ

　5g程度の一口量であれば、通常1回の嚥下でクリアできます。しかし、食塊形成〜送り込みが拙劣だったり、咽頭クリアランスが不十分だったりした場合は、2回目、3回目などの追加の嚥下が見られることがあります。

　食塊形成〜送り込みが拙劣で、1回嚥下後に残りの食塊が下咽頭に流入する場合や、嚥下時に喉頭蓋谷に残留した後に梨状窩に流入する場合、わずかですが時間的余裕があります。そのために慌てた感じの嚥下にはなりにくいものです。しかし梨状窩に残留した場合、とくに流動性が高いものだと誤嚥に直結しやすいので、ゴギュッ、ゴギュッ、ゴギュッと慌てた感じの嚥下が連続して起こりやすくなります。

　高齢者では、軽い咽頭残留は珍しくなく、時間をおいて起こる2回目の嚥下反射は問題がないことが多いです。しかし、慌てた感じで変に嚥下回数が多い場合は咽頭残留が目立ち誤嚥リスクが高い状態だと思ってください。

空気を含んだような嚥下音 ≒嚥下反射のタイミングのズレ（図8、動画10）

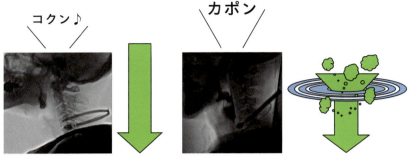

図8 空気を含んだような嚥下音のイメージ

体験してみよう！

嚥下音の回数の違い

　まずは普通に嚥下して、1回でスムーズに通過することを確認しましょう。次に、自分でわざと悪い飲み方をしてもらうことで、咽頭残留後の誤嚥を防ぐための嚥下回数の増加を体験してもらいます。トロミ水やゼリー少量（3〜4g程度）で行います。それらを咽頭に送り込み、嚥下の際には頸部伸展位・半開口の状態で嚥下します。

　喉頭挙上、咽頭収縮が不良になり、健常者でもゴギュッ、ゴギュッ、ゴギュッと慌てた感じの嚥下が連続して起こるはずです。嚥下圧が上方へ逃げるので大きめの嚥下音にもなりやすいでしょう。

これはほんとに危ないですよ！本当に誤嚥しそう！

私はコワくてできません…………

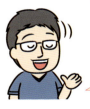

これを液体ですると、健常者でも誤嚥してしまうからね。でも、ゼリーやトロミなら危ないけどすぐには誤嚥しにくい。流動性による誤嚥リスクの違いや、トロミ・ゼリー対応の効果も体感できたはず。

通常、液体でも半固形でも、喉頭蓋谷あたりまで流入してくるとしっかり嚥下反射が起こります。その際、嚥下反射時には軟口蓋が挙上し、咽頭を絞り込むように、咽頭収縮筋がギュッと上から下方向に嚥下圧をかけていくために空間が閉鎖された状態になり、ひとまとまりの嚥下音が聴取されやすくなります。

　しかし、嚥下障害者では液体摂取時に嚥下反射が遅れやすく、液体が嚥下反射前に梨状窩付近まで流入することがよくあります。その嚥下反射の際、喉頭蓋反転が遅れたり、咽頭収縮が遅れて咽頭上部の閉鎖が不十分だったりして、==通常より空間が生じやすくなり、嚥下時に空気を含んだような音が出やすくなります。==

　==イメージとしては、水面に小石を上から落としたときのカポンッという音だったり、少し泡立ったような音だったりします。==

　同じ症例のトロミ水と液体での嚥下音の違いを映像でみてみましょう（ 動画10 ）。トロミ水のときには、まとまってゆっくり流れるので喉頭蓋谷に流入したタイミングで嚥下反射が起こり、明瞭な嚥下音が聴取できます。しかし、液体の方は嚥下反射が鈍いので嚥下前に梨状窩まで流入して、誤嚥や空気を含み泡立ったような異常音が生じているのがわかると思います。

体験してみよう！

嚥下反射のタイミングのズレ

　ストローと飲み物を用意します。今回は、嚥下反射のタイミングの遅れを体験してもらいます。ストローの先が口の奥にくるように深くくわえ、その状態で少量を勢いよく吸い込んでみてください。普通にストローの先をくわえて飲むときと違い、急にのどの奥に飲み物が入ってきて、慌てて飲む感じになると思います。

　これは私たちでも誤嚥してむせることもあるし、空気を含んだ嚥下音が聴取できることもあります。

> これも怖いです……。液体でむせやすい患者さんってこんな感じなんですね……

> 私は自分が嚥下障害になったら、嫌がらずにトロミ・ゼリー対応をしようと思いました。

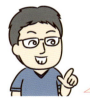

確かに、トロミの大切さがよくわかるよね。それから、気付いたかもしれないけど、慌てて飲むし、咽頭の収縮が遅れると空気をいっしょに嚥下しやすくなるから、この実習を何回かやっていると後でゲップが出やすいんだよ。

患者さんでも、反射が鈍い人はゲップが出やすいし、膨満感が出て摂取量が増えにくくなる可能性も考えられるよね。

嚥下後聴診（動画11）

　嚥下音の聴診で咽頭クリアランスや嚥下反射のタイミングの評価ができたら、その評価を頭に入れながら次に起こる嚥下音や呼吸音などの聴診を注意して行います。

❶ むせ（喀出音）

　咽喉頭の感覚や咳嗽反射が正常であれば、誤嚥・喉頭侵入直後に明らかなむせがみられます。しかし、嚥下障害者ではその感覚や反射が低下し、誤嚥・喉頭侵入時にむせがみられない場合やむせが遅れて起こる場合があり、不顕性誤嚥とよばれます。誤嚥時の反応がない場合は、聴診での判断が困難であり、不顕性誤嚥の存在は精査ができない環境の評価者にとって非常に悩ましいものです。

　しかし、VF評価の経験上、不顕性誤嚥といってもまったく反応がないことは少なく、数十秒遅れて弱い喀出音がみられたり、呼吸音の変化がみられたりすることが多くあります。また、ペースト誤嚥時にはむせが遅れても、水分誤嚥時にはすぐにむせがみられる場合もあり、同一症例でも、誤嚥物の種類や量、気管内侵入程度によって反応が異なる場合があることも知っておいてください。

❷ 湿性呼気音

　正常嚥下時には、嚥下直後に澄んだ呼気音が聴取されます。嚥下後の呼気音がクリアであった場合、声帯付近には貯留物、分泌物がないと判断できます。注意すべき点は、声帯付近にないということであり、咽頭残留を否定するものではないことです。声帯付近に誤嚥物や分泌物がある場合は、呼吸時にブルブル震えるような湿性音が聴取されます。

❸ 湿性嗄声

　声帯付近に貯留物や分泌物がある場合は、嚥下後の発声時にガラガラとうがいをするような音が混じり、湿性嗄声とよばれます。湿性呼気音・湿性嗄声とも、嚥下前にはなかった湿性音が、嚥下後に聴取されることで異常を疑うものです。そのため、嚥下前から分泌物によって湿性音がある場合は、判定が困難となります。

❹ その他（呼吸パターン）

　嚥下後の咽頭残留や誤嚥・喉頭侵入がみられると、嚥下後の呼吸停止時間の延長や、呼吸パターンの乱れが聴取される場合があります。

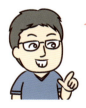
頸部聴診を実際に体験してみてどうだったかな？

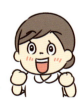
異常音を自分で再現できたから、音の特徴が理解しやすかったです。早速、患者さんの音をどんどん聴いていきたいと思います！

Medica FAN

今月の新刊・好評書籍のご案内

ICU・CCU

病状経過と早期対応は病態生理が9割
ICUナースのための病態生理

新刊

病態生理がわかれば悪化を見逃さない!

目の前の患者さんの病状経過を理解して、「次になにに気をつければいいのか」を把握してケアにあたることはICUナースにとって必要なスキルである。病状経過をしっかり理解するためには病態生理が欠かせない。本書では、ICUナースがかならず理解しておくべき病態に絞って、どういった病態なのか、どういうところに影響するのか、いつ・なにに気をつければいいのか、を解説する。

詳細はこちら

横山 俊樹 監修
定価 3,300円（本体＋税10%）
●B5判／216頁　●ISBN978-4-8404-8521-0

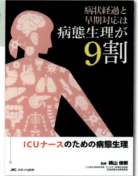

ICU・CCU

観察とアセスメントは解剖生理が9割
ICUナースのための解剖生理

解剖生理から理解すれば難しくない!

ICUナースにとって「あれ？おかしいな」とちょっとした変化に気づけることは患者さんを守るうえでとても大切なこと。この気づきに必要な知識の背景として、解剖生理の理解がある。第一線のエキスパートが観察・アセスメントのポイントを含めて解説!

横山 俊樹 監修
定価 2,860円（本体＋税10%）　●B5判／152頁　●ISBN978-4-8404-7874-8

老年看護

高齢者のアセスメントは解剖生理が9割
病棟から介護施設、在宅まであらゆるナースに向けた解剖生理

高齢者を知りケアに生かすための解剖生理

高齢者が自身の障害や加齢性変化とうまく付き合いながら生活できるために看護師として必要なケアの視点を解剖生理から取り上げる。高齢者看護に必要な各分野のエキスパートが解剖生理の基礎からケアのヒントまでを解説する。

横山 俊樹／白籏 久美子 監修
定価 2,970円（本体＋税10%）　●B5判／168頁　●ISBN978-4-8404-8462-6

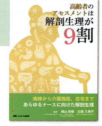

すべての医療従事者を応援します　MC メディカ出版

気になる疑問をサクッと確認！好評書

注射・くすり

薬の使い分けがわかる！ナースのメモ帳
こんなときはどれを選ぶ？ 薬剤師さんと一緒に作った薬のハンドブック

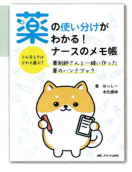

累計発行部数35,000部突破！

総フォロワー数20万人の「ナースのメモ帳」が1冊に！ 見開き展開で延べ128薬剤を比較し、場面や患者さんの状態に応じた使い分けがひと目で分かる。ナースがまず知っておきたい情報を、ナース＆薬剤師のペアでわかりやすく解説。「なぜ？」が知りたいときにパッと開けるお守りに！ 後輩指導にも使える。

はっしー／木元 貴祥 著
定価 1,980円（本体+税10%）　●A5判／224頁　●ISBN978-4-8404-8205-9

一般内科

ズルカンカードブック

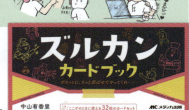

大人気のズルカンがポケットに！

大人気の『ズルカン』シリーズがポケットカードになって帰ってきた！ シリーズ3冊のなかから厳選した内容をポケットサイズに再編集した特別版。いざというときのお守りとしても重宝すること間違いなし！

中山 有香里 著
定価 1,980円（本体+税10%）　●A6変型／32枚　●ISBN978-4-8404-8515-9

消化器

[消化器ナーシング2024年秋季増刊]
急性期から終末期まで がん看護の最新知識
消化器がんコンプリートBOOK

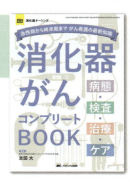

この1冊で「消化器がん」をまるっと理解！

消化器がんの病態・検査・治療・ケアを網羅的にとりあげる。外科・内科、化学療法…など幅広い治療から、急性期〜緩和、看取りに至るケアまで詳細に解説。新人ナースには"学び始めのきっかけ"に、ベテランナースには"復習のきっかけ"になる一冊。

志田 大 監修
定価 4,400円（本体+税10%）　●B5判／272頁　●ISBN978-4-8404-8333-9

悪い姿勢での嚥下は本当に飲みにくくて誤嚥しそうだったから、怖かったけどわかりやすかったです。喉頭蓋反転不良も自分で再現できるなんてびっくりでした！
まずは健常者のいい嚥下音をたくさん聴いてみます！

まずは嚥下音でこれだけわかるんだということを感じてもらえてよかった。

> 引用・参考文献

1) 高橋浩二．"頸部聴診法による摂食・嚥下障害のスクリーニング"．評価法と対処法：セミナー わかる！ 摂食・嚥下リハビリテーション1巻．植松宏監修．東京，医歯薬出版，2005，72-87．
2) 大宿茂監修．"嚥下病態を判断するための頸部聴診法の実際"．頸部聴診法の実際と摂食・嚥下リハビリテーション：聴診器でできる．名古屋，日総研出版，2009，15-20．
3) 高橋浩二監修．ビデオ版 頸部聴診による嚥下障害診断法：手技・判定法・診断精度[解説書付]．東京，医歯薬出版，2002．
4) 大野木宏彰．"頸部聴診法"．"もっと"嚥下の見える評価をしよう！ 頸部聴診法トレーニング．大阪，メディカ出版，2017，48-74．

STAGE 3

〈嚥下評価 実践編〉
3つの嚥下機能ごとの
評価のポイントを
マスターする

STAGE 3 〈嚥下評価 実践編〉3つの嚥下機能ごとの評価のポイントをマスターする

STEP 8 嚥下評価の進め方・考え方と評価物品

さあ、今回からいよいよstage3、嚥下評価の実践編だ。頸部聴診法で咽頭期の病態をとらえるコツを伝えたから、じゃあ、患者さんを目の前にして、実際にどういう手順で、どのように考えて評価をしていくのか解説していくよ。

いままでの知識をギュッと結集させて、嚥下評価を自分のものにしていこう！

> **今日のポイント**
> ・クロスワードパズル式の評価をしよう！
> ・嚥下機能ピラミッドの土台から評価を進めよう！
> ・嚥下評価に特別な物品は必要ない
> ・どんな姿勢で評価を始めればいいの？
> ・VF・VEより大事な食事場面観察

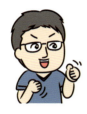

> いよいよ、頸部聴診を使って評価の実践ですね。楽しみ！

> とりあえず、家族とスタッフの嚥下音を聴きまくってきたので、健常者の音はばっちりです！

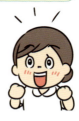 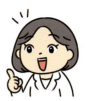

> よし、じゃあ、実際の評価を進めていくにあたって大事な心構えを伝えてから、実践的な内容を解説していこう！

STAGE 3

❶ 一問一答式の評価から、クロスワードパズル式の評価へ！
❷ 嚥下機能を土台から評価していく！

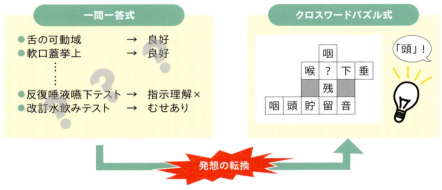

図1 一問一答式からクロスワードパズル式へ

一問一答式から、クロスワードパズル式の評価へ！（図1）

　私は、従来の「一問一答式」の評価から、発想の転換をして「クロスワードパズル式」の評価を目指してほしいと考えています。「一問一答式」の評価とは、「唾液嚥下の回数が〇回」「水飲みテストでむせたから3点」と、個々の評価項目をチェックするものの、関連性の理解が乏しく病態が把握できないことを指します。

　一方、「クロスワードパズル式」の評価とは、「喉頭触診は咽頭クリアランスを予測するために評価しているんだ」「喉頭下垂が著明だから、やはり頸部聴診で異常音が目立つな」というように、なんのためにその評価をしているのか、自分のなかでしっかり関連性を理解して評価をすすめられることです。全体像を俯瞰し、予測・推測しながら評価を進めることで、評価精度を向上させることができるのです。

嚥下機能ピラミッドと評価項目・評価順

　嚥下評価を進めていく際には、「嚥下機能を土台から評価していく」という考えを持っておいてください。嚥下機能をピラミッド状に表すと 図2、3 のようになり、評価項目は1～10の順に進めていきます。覚醒レベルや呼吸状態、全身状態がいちばんの土台になります。それから口腔内環境や姿勢の確認。嚥下機能としては、とくに

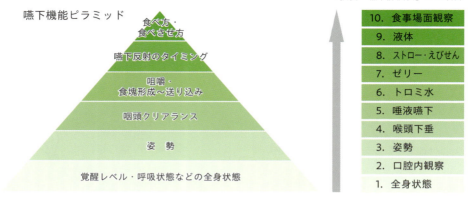

図2 嚥下機能を土台から評価していく

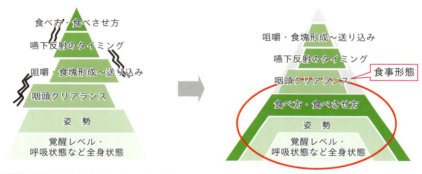

図3 食事形態や姿勢、食べ方・食べさせ方で土台を強化できる

 「咽頭クリアランス、嚥下反射のタイミング、咀嚼・食塊形成〜送り込み」の3つを評価して、最後に「食べ方・食べさせ方」を評価します。土台から、つまり安全なところから順番に評価をしていけばよいのです。
 ですから、いきなり誤嚥リスクの高い液体から評価を開始したりはしません。「液体でむせたから、トロミ水やゼリーでの評価を行う」のではなく、「トロミ水やゼリーの評価で嚥下機能を把握し、液体の誤嚥リスクを予測したうえで液体の評価を行う」のです。さらにいうならば、視診・触診・聴診をフル活用することで、飲み物・食べ物を使って評価する前（喉頭の位置や唾液嚥下評価の時点）から、病態の予測を開始していくのです。
 土台が不安定、つまり誤嚥リスクがある場合には、食事形態や姿勢、食べ方・食べさせ方などを調整し、土台を安定させましょう。

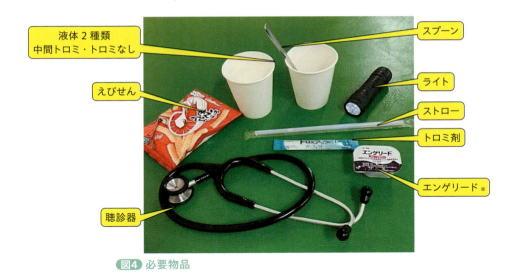

図4 必要物品

嚥下評価で使用する物品（図4）

聴診器以外は身近な物品で評価できます。いつでもどこでも評価できることがとても大切です。使用する物品はなるべく同じものを使用するほうが、正常・異常の判断精度も向上させやすいでしょう。

❶ 聴診器

嚥下評価に必須です。私自身、聴診器を用いない嚥下評価では自信をもった判断はできません。咽頭期の評価ができないということは、嚥下評価としては半分以下の精度になってしまうといってよいでしょう。

❷ 水・トロミ水

基本はトロミなしの冷水、トロミ水（中間）を用意します。しかし、その評価目的に合わせて、多少変化させています。たとえば、嚥下障害が重そうな場合（もともとトロミ対応の人が誤嚥性肺炎で入院、脳卒中で麻痺が重度など）は、トロミ水（濃い）

表1 飲み物の準備例

嚥下障害有無のスクリーニング目的の場合		
トロミ水（中間）	冷水	
嚥下障害が重そうな場合		
トロミ水（濃い）	トロミ水（中間）	
トロミ対応解除の安全性を検討する場合		
トロミ水（薄い）	冷水	白湯

※認識不良や嚥下反射遅延が目立つ場合、ジュースなど味の
あるもの・好みの物にトロミをつけて使用

やトロミ水（中間）を用意。トロミ対応解除の評価の場合では、トロミ水（薄い）、冷水、白湯などを用意します（**表1**）。

　トロミ3段階の濃度にむらがでにくいように、使用するトロミ剤やコップなどは病院・施設で統一しておくとよいでしょう。計量メモリ付きのコップがあると便利ですが、コストの関係もあるので、なるべく一定にできるよう工夫をしましょう（**図5**）。

③ ゼリー・プリン類

　言語聴覚士が在籍している病院・施設はエンゲリード®を使用していることが多いと思います。色で口腔内残留が確認しやすいことや、崩した際にまとまりがあること、溶けにくいことから、エンゲリード®ミニ（グレープ）は便利です。市販のゼリーやプリンでも構いませんが、崩した際のばらけやすさや流動性、温度での溶けやすさに多少差があるので、その特徴を理解して使用しましょう。

　嚥下の難易度的にはトロミ水（中間）でおおむね代用できるので、私自身はゼリーの評価を省くこともよくあります。

④ ストロー

　ストローを使用した飲水の評価や、咀嚼・食塊形成の評価に使用します。細く短いものより、標準的なサイズ（直径6mm、長さ20cm程度）で先が曲がるタイプのものを用意しましょう。濃い色のついたストローより、透明なものがおすすめです。取

STAGE 3

トロミ濃度にばらつきが出にくいように
2種類（中間・濃い）の目安を覚えましょう！

| 中間のトロミ | 100mLに　小さじ すりきり1杯 |
| 濃いトロミ | 100mLに　小さじ すりきり2杯 |

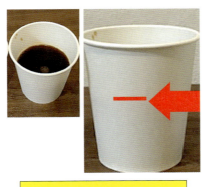

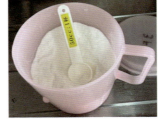

※当院のトロミ剤
「ソフティア® ゾル」ニュートリー（株）

100mLの目安
当院の紙コップ6分目

基本は小さじ すりきり1杯
（約2g）で使用

● 3段階のとろみ

薄いトロミ	スプーンを傾けると、すっと流れ落ちる
中間のトロミ	スプーンを傾けると、とろとろと流れる
濃いトロミ	スプーンを傾けても、形状がある程度保たれ、流れにくい

誤嚥リスクが予想される場合、液体のむせが目立つ場合、まずは「中間のトロミ」で試しましょう。

「中間のトロミ」でもむせやすい場合、重度嚥下障害が予想される場合は、「濃いトロミ」で試しましょう。

図5　トロミ濃度の調整について

り込み動作が拙劣な際に、ストロー内を液体が上がったり下がったりする、不意に吸い込んでむせるといったことがよくありますが、そういう反応を確認しやすいからです。また個包装のストローを用意しておくと持ち運びに便利ですし、衛生的です。

　取り込み機能の状態によって、ストローを短くしたり、コップの蓋にさして固定できるタイプのものにしたりと工夫も行いましょう。

STEP 8　嚥下評価の進め方・考え方と評価物品

⑤ えびせん

　私は、有名な某メーカーのえびせんを使っています。その理由はたくさんあります。1点目は、咀嚼時に音がするので、咀嚼の力強さやリズムがわかりやすいこと。義歯不適合などで咀嚼力がかなり弱い場合は、サクッとしたしっかりした音が出ません。2点目は、乾燥している食品なので、咀嚼だけでなく食塊形成機能を評価できること。3点目は、手にもって食べてもらえるので、食事動作の大まかな評価もできること。4点目は、保存できるので食事時間以外でも食事形態評価ができること。

　そして最後に、おいしいことです。塩気もあっておいしいので、まさに「やめられない、止まらない」と高齢者にも抜群の人気です。おいしいもののほうがスムーズに評価が行えますね。

⑥ スプーン

　普通のサイズのスプーンの使用をお勧めします。改訂水飲みテストで3mLの水を評価する際、ティースプーンではいっぱいになってしまい、運びにくく、取り込みもしづらいからです。改訂水飲みテストの紹介で、シリンジを使用している書籍もよくみかけますが、取り込み動作の評価も行っていくのでスプーンの使用がよいでしょう。

⑦ シリンジ（※補足）

　認知症の影響で、不随意的に舌での押し出しが目立ち、スプーンからの取り込みが困難な場合でも、シリンジで口腔内に注入すればスムーズに摂取できる場合があります。ノズル式で口腔内に押し出すタイプの介助用食器も売られていますが、注入量がわかりにくいこと、全部のおかずを混ぜる形になってしまうことなどから、私は使用を勧めていません。

　シリンジは一口量が調整しやすく、送り込み不良の場合には、短く切った吸引チューブを装着することで奥舌への介助も可能になります。

　明らかな拒否がある場合はもちろん使用しないので、ご注意ください。

嚥下機能を土台から評価していく

❶ 覚醒レベル・呼吸状態などの全身状態

　まずは情報収集を行い、現病歴や既往歴、バイタルサイン、栄養状態、食事状況、内服薬（とくに睡眠薬や向精神薬）などを確認します。また、外観からの情報も大切です。覚醒レベル、コミュニケーション能力、姿勢や体格、声の大きさ、義歯など顔を見て挨拶を交わすだけでも多くの情報が得られます。

　呼吸状態が悪く、口呼吸であったり頻呼吸であったりする場合は要注意です。私たちでも、風邪で鼻詰まりがひどく口呼吸しかできなければ、咀嚼動作に息苦しさを感じるでしょうし、全力で100mを走り、ゼーゼーハーハーと息が荒いときに水をごくごく飲むのはむずかしいでしょう。普段トロミが必要でなかった人でも、一時的にでもトロミ対応が必要かもしれません。

❷ 口腔内観察

　口腔内環境と歯や義歯の状態を確認しましょう。==まずは食べるための口になっているかどうかを確認==します。もし汚染や乾燥が目立つようであれば口腔ケアを実施します。口腔ケアをしっかり行っておくことは、覚醒レベルの改善や、誤嚥した場合のダメージ軽減にもつながります。

　痰がらみや湿性嗄声がある場合、随意的な咳で喀出できるかどうかも確認しておきましょう。

❸ 姿勢（座位保持能力）（図6、7、表2、3 [1]）

　座位保持や自力摂取能力について、おおまかに把握するため、臥位と座位で下記のフィジカルアセスメントを行いましょう。

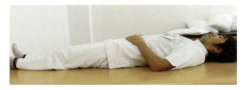
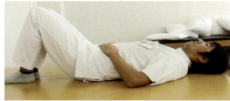
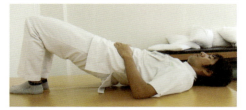

図6 臥位でのアセスメント（お尻上げ）

表2 お尻上げによる動作能力予測
（文献1より転載）
- 不可………座位は困難
- 不十分……介助で座れる程度
- 十分………自力で座位が可能

表3 座位での下肢挙上による動作能力予測
（文献1より転載）
- ほとんど上がらない………立てない
- 上がるが不十分……………介助で立てる程度
- 十分上がる…………………自力で立てる筋力

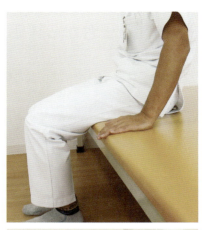
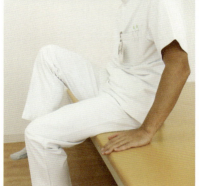
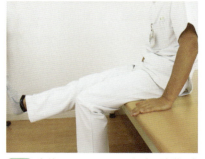

図7 座位でのアセスメント（下肢挙上）

A 臥位でのアセスメント

上肢：両上肢の挙上、握手、指折りで、麻痺・筋力低下・拘縮の有無をおおまかに確認します。

下肢：膝立ての可否を確認し、可能であれば片足ずつの下肢挙上も確認します。また、

表4 評価時の姿勢選択のイメージ
①安定した座位姿勢が可能なら座位スタート
端座位・車椅子座位・ギャッチアップ座位+頸部前屈位
② 送り込み不良・頭頸部保持不安定・座位不安定ならリクライニング位を試す
60°・45°・30°・15°
※送り込みは助けるが、反射のずれを招く可能性には注意
③ ①②や食形態調整でもダメなら、側臥位法を試す
完全側臥位・半側臥位

膝立て位のまま、お尻上げの可否を確認します（ 図6 ）。上がり方の程度によって、座位保持能力（または座位の介助量）が予測できます。

B 座位でのアセスメント

下肢挙上：座位が可能なら、股関節を屈曲して膝を上げ、そのまま膝を伸ばすように指示します。下肢の上がり方の程度によって、起立動作能力（または起立時の介助量）が予測できます。

　座位保持能力に応じて、端座位、車椅子座位、リクライニング車椅子、ベッドアップなどを、適宜、選択します（ 表4 ）。頸部前屈位を基本とし、本人が楽な姿勢で嚥下評価を行いましょう。

❹ 3つの嚥下機能の評価

この後、STEP 9〜11で順番に解説していきます。

❺ 食事場面の観察

　食事場面の観察は重要です。食べ方・食べさせ方が誤嚥リスクを左右するからです。3つの嚥下機能の状態を把握しても、実際に食事としてしっかり食べられるかどうかは、食事場面を観察しないとわかりません。VFやVEでも評価できません。ゆっくり食べれば誤嚥リスクが低い方でも、自力摂取や介助者のペース・一口量の問題でむせが目立つ場合もあります。とくに精神疾患や認知症の患者さんが部屋で自力摂取している場合、全介助と違って、嚥下障害自体に気付かれにくい傾向もあります。

　機能的には摂取可能なのに固形物は吐き出してしまい、液体しか摂取しない人、液

体の誤嚥リスクが高いのに、トロミ・ゼリー対応を頑として受け入れない人、嗜好品をいろいろ試しても食欲が出ない人など、なかなか一筋縄ではいかないケースもよく経験します。

＊　＊　＊

　誤嚥リスクと誤嚥性肺炎リスクの話をしたように、嚥下障害に合わせて嗜好に合わない制限をかけることで、低栄養が進行し誤嚥性肺炎リスクが上昇してしまうこともよく経験します。自分や家族が同じ状況だったらどうしたいかを考え、本人や家族と相談していくことも大事でしょう。やはり、「嚥下障害への対応」ではなく、「嚥下障害を持つ人」への対応が大事だと考えます。

> 安全なところからみていけばいいって、確かにそうですね。1回むせた後、咳が治まりにくいことも多いから、その後の嚥下の評価ってしづらいもんね。

> だれでも用意できるもので評価できるのもいいよね。ストローの色や長さとか、シリンジやティースプーンじゃなくて普通のスプーンを使うとか、理由を知ると納得です。

> 最後の、「嚥下障害への対応」じゃなくて、「嚥下障害を持つ人への対応」という言葉、深いです！

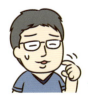

> 誤嚥しにくいよう考えて提案するけど、それがその人にとって本当にいい対応かどうかはわからないからね。ぼくは食べるのが大好きだから、いまいちな嚥下食は拒否してしまうかも（笑）。
> 将来に備えて嚥下食に使えるペーストレベルのおいしい食品リストを作っておこうかなと思う。あさ●まのコーンスープとか、伊勢海老のビスクとか（笑）

引用・参考文献
1）入江将考．"運動機能のフィジカルアセスメント"．新しい呼吸ケアの考え方：実践！早期離床完全マニュアル．曷川元編．東京，慧文社，2007，48-53，（Early ambulation mook，1）．

STAGE 3 〈嚥下評価 実践編〉3つの嚥下機能ごとの評価のポイントをマスターする

STEP 9 咽頭クリアランスの評価ポイント

今回は、3つの嚥下機能のなかでもいちばん先に評価をはじめる、「咽頭クリアランス」の評価ポイントについて学んでいきましょう。

もし、脳幹梗塞や重度のサルコペニアの嚥下障害などで食道入口部の通過に重度障害があった場合、咀嚼・食塊形成〜送り込みや嚥下反射のタイミングの機能がどうであれ、経口摂取は厳しくなります。

評価の順番としては、まず初めに、のどの通り具合を評価することが大切です。

今日のポイント

- 嚥下評価は性別から始まっている
- 喉頭下垂で咽頭残留を予測できる
- 唾液の嚥下音でも咽頭クリアランスはけっこうわかる
- 咽頭クリアランスは液体ではなくトロミ水・ゼリーで判断する
- VFがなくても咽頭残留の確認はできる

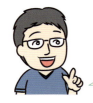

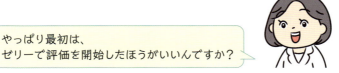

やっぱり最初は、ゼリーで評価を開始したほうがいいんですか？

ゼリーをスライス状にして嚥下させるというのも、よく書いてあるよね？

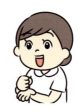

今から解説していくけど、基本は唾液→トロミ水→ゼリーの順がおススメ。あと、スライスゼリー丸呑みって自分でやってみたことある？　けっこう飲み込みにくいよ。もし食道入口部の通過がすごく悪い人だったら、そのまま塊で誤嚥することになるし……。

僕は基本的にはスライスは使わず、軽く崩して使用するよ。エンゲリード®だとまとまりやすいから問題ないし、もし市販のゼリーを使うときには、ばらけやすいかったりするから、その影響を頭に入れて使用するって感じだね。

実際の評価手順や考え方を具体的にみていこう。

97

男性？女性？

　咽頭クリアランスの評価は、実は、聴診したり触診したりする前、カルテを確認するところから始まります。まずカルテで、年齢と、男性か女性か性別をチェックします。この後に説明する喉頭下垂の有無に大きく関係するからです。簡単にいうと、女性であれば、咽頭クリアランス不良の可能性は少なく、高齢男性であれば比較的多いので要注意と考えてください。

　「平均寿命が女性より男性のほうが短い」「餅による窒息死亡事故が男性のほうが女性より 2.6 倍多い」[1]。こういったデータは咽頭クリアランス不良の影響が少なくないというのが、私の見解です。

喉頭下垂がある？ない？（図1）

　高齢者の喉頭位置は 70 歳ごろから下垂しはじめて、成人期に比べ 1 椎体分くらい下降するといわれています[2]。喉頭下垂は、加齢や筋力低下などによって生じると考えられていますが、男女差がとても大きく、ほとんどが男性でみられる特徴です。ただし、ADL の低い 90 代男性でも喉頭下垂がみられない場合もあり、生理的な個人差も大きいともいえます。

　30 代と 90 代の写真を比べると（図1）、90 代男性のほうは咽頭の空間が広く、食道入口部の位置も 30 代と比べて 1.5 椎体くらい低くなっています。喉頭下垂や咽頭腔拡大は咽頭クリアランスを予測する重要なポイントとなります。

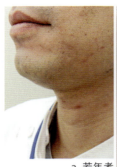
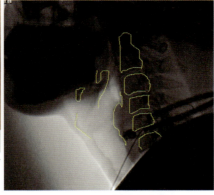

a. 若年者

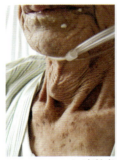
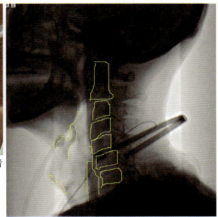

b. 高齢者

図1 喉頭の位置

評価してみよう!

喉頭下垂の評価方法（図2、3、表1、動画1）

　舌骨・喉頭は、抗重力筋である舌骨筋群によって下顎から吊り下げられるような構造をしています。そのため、喉頭位置は抗重力位である座位で評価します。臥位で触診すると、本当は喉頭下垂があるのに、見かけ上保たれているように見誤る可能性があります。もし座位がとれない場合は、ギャッチアップ45°でも60°でもよいので、できるだけ起きた姿勢で評価を行ってください。また、下顎骨と舌骨の距離を判断しやすくするために、頸部前屈位で評価を行います。下顎骨と舌骨をはさむ指が平行になる感じで距離を確認しましょう。

　喉頭下垂があるから摂食嚥下障害が顕在化しているとは限りませんが、構造上、喉頭挙上や喉頭蓋反転が生じにくくなり、咽頭クリアランスに影響を及ぼす可能性があります。大まかなイメージとしては、「喉頭下垂著明・嚥下音おおむね良好」であれば「咽頭残留：なし〜軽

度」、「喉頭下垂著明・嚥下音不良」であれば「咽頭残留：中等度〜重度」という感じです。

　高齢者の喉頭位置は男女差・個人差が大きいため、若年者の触診をしっかり行って、喉頭の正常位置の感覚を覚えておきましょう。下記に著者の評価基準を紹介します。

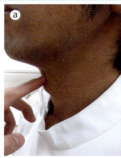
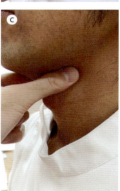
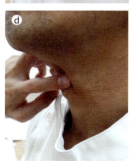

a　まず甲状軟骨の切痕部を確認
b　次にその上の硬い骨（舌骨）を確認
c　U字型の舌骨を親指と人差し指でつまんで確認 下顎-舌骨間の距離も確認
d　舌骨と甲状軟骨間の距離を確認

図2 喉頭触診

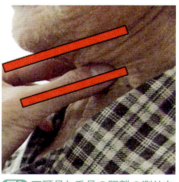

図3 下顎骨と舌骨の距離の測り方
頸部前屈位の状態で、下顎骨のラインと平行になるイメージで舌骨を把持し、下顎骨と指の距離を確認しましょう。

表1 喉頭下垂の目安

舌骨の位置	○	U字型の舌骨を親指と人差し指ではさんだとき、下顎骨に触れる
	△	○、×以外
	×	1横指以上の間がある
舌骨・甲状軟骨間	○	甲状軟骨の切痕部に人差し指で触れたとき、舌骨にも触れる
	△	○、×以外
	×	1横指以上の間がある

頸椎の変形がある？ない？（図4、動画2）

　姿勢も咽頭クリアランスに影響します。写真のように頸椎の前弯が過度になっている場合、喉頭蓋が反転しづらくなり、咽頭残留や鼻咽腔への逆流を生じやすくなります。高齢者では円背の人が増えてきます。嚥下には頸部前屈位が大事なのですが、円背の高齢者では、顔はまっすぐ向いているのに、実は頸部伸展位に近い姿勢になってしまっているのです。

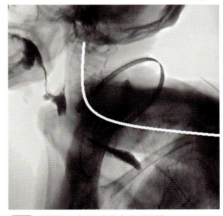

図4　頸椎の変形（過度な前弯）
脊椎の著明な変形を示した曲線

　頸椎の変形についてはとくに男女差はありません。筋力低下や喉頭下垂などの影響がなければ、喉頭蓋反転不良のために喉頭蓋谷残留は多少ありつつも、食道入口部の通過に大きな問題はないことは多いです。ただし、咀嚼・食塊形成機能に食形態があっていないと、通常より咽頭残留は生じやすくなります。

　喉頭蓋反転不良があるということは、嚥下時にキレの悪い嚥下音が生じやすいので、頸椎の変形が目立つ際には、頸部聴診で注意する意識を持っておきましょう。

頸部聴診で異常音がある？ない？

❶ まずは唾液の嚥下音から

　認知症や唾液量減少などでスムーズに唾液嚥下が行えない場合は、用意したトロミ水の極少量をスプーンに入れてなめてもらう形で、唾液嚥下をうながしましょう。
　唾液嚥下における咽頭クリアランスの評価ポイントは、喉頭の挙上と嚥下音です。喉頭挙上は、甲状軟骨の上に人差し指を添えておき、嚥下時にしっかりと指を乗り越えるくらいの動きがあるかをみます。喉頭挙上不良の場合には、指を乗り越えず半分以下程度しか挙上しなかったり、挙上してもすぐに下がってしまったりします。
　唾液の嚥下音はトロミ水や液体に比べて小さめで明瞭さに欠けるものの、嚥下音と

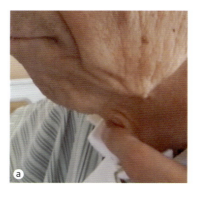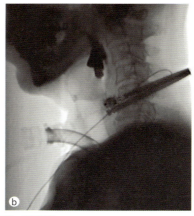

図5 気管カニューレ留置症例のキレの悪い嚥下音
a：唾液嚥下時のキレの悪い嚥下音　b：ペースト摂取時のキレの悪い嚥下音（VF）

してはしっかり確認できます。正常であれば、唾液嚥下時にもしっかり喉頭蓋が反転し、咽頭収縮できているのでそのような音が聴取できます。しかし、咽頭クリアランスが悪い場合は、喉頭蓋反転や咽頭収縮が不十分なため、キレの悪い音や小さめ音などが聴取されます。食道入口部の通過が非常に悪く、下咽頭に唾液が貯留してしまうような場合は、嚥下音がほとんど聴き取れないくらい小さくなったり、つねにゴロゴロと貯留音が聴こえる状態になります（図5、動画3、4）。

ワンポイントアドバイス

送り込み不良か嚥下反射遅延か

　この唾液嚥下のスムーズさが、意識レベルを除けば、嚥下反射のタイミングの評価の第一歩にもなります。嚥下反射がなかなか起こらない場合、口腔の動きが乏しく送り込みができていないのか、口腔の動きは良好で下咽頭に送りこんでいるのに嚥下反射が鈍く飲みこまないのかを考えるようにしましょう。いずれにせよ、流動性の高い液体での誤嚥リスクに注意していく意識をもちます。

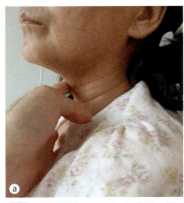 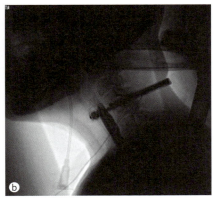

図6 喉頭触診とトロミ水嚥下の様子（VF）
a：喉頭触診・喉頭下垂なし
b：トロミ水でのキレのある嚥下音（VF）

❷ トロミ水・ゼリーの嚥下音のチェック

　喉頭触診や唾液嚥下で咽頭クリアランスの状態にあたりをつけたら、4〜5g程度のトロミ水・ゼリーでさらに確認を進めます（一口ずつ、それぞれ数口程度）。唾液より食塊量が多くなる分、嚥下音の大きさや咽頭残留後の反応などがはっきり出やすいので、病態の確認が行いやすいと思います（ 図6 、 動画5、6 ）。
　喉頭蓋反転良好・咽頭クリアランス良好の場合は、キレのある嚥下音が聴取できます。喉頭下垂がなく、頸椎の変形も目立たない場合はそのようなよい嚥下音が聴取できることが多いでしょう。一方、喉頭下垂が著明な場合や頸部伸展位の場合には、異常音が聴取されることが多くなります。食道入口部を少量しか通過しないときに聴取される小さい嚥下音や、喉頭蓋反転不良に伴うキレの悪い嚥下音などに注意して聴診を行いましょう。
　また、梨状窩の容積は約3mL程度であり、その容積を超える場合や流動性が高い場合に気管への垂れ込みが起こりやすくなってきます。温度で溶解しやすいゼラチンゼリーなどは、咽頭残留後にしばらくしてから溶けて液状になり、ゴロゴロと貯留音がでてくることがあります。喉頭蓋谷残留と梨状窩残留の反応の違いも意識して、次の嚥下音の起こり方や喀出動作などを評価しましょう（→STEP6／p.56）。
　咽頭残留がある場合は、一口量を少なめにする、嚥下後にもう1回おまけの嚥下を

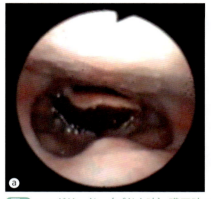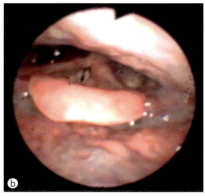

図7 エンゲリード®（ブドウ味）嚥下時のVE画像
a：嚥下後の喉頭蓋谷残留　b：嚥下後の梨状窩残留

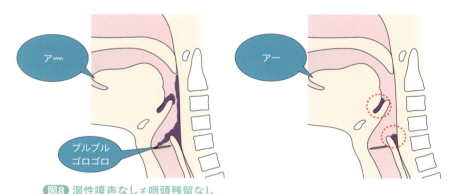

図8 湿性嗄声なし≠咽頭残留なし
声帯付近への垂れ込みや中咽頭での多量の残留がなければ、咽頭残留があっても湿性音が生じないことはよくある。

行う、トロミ茶と交互に嚥下する、適宜、咳嗽で喀出したり再度嚥下をしたりしてクリアするなどの対応を行うとよいでしょう。

A 咽頭残留の確認

　少し補足ですが、咽頭残留したからといって、必ず湿性嗄声になったり、ブルブルと湿性呼気音が生じるわけではありません。咽頭残留物が喉頭蓋や咽頭壁付近で呼気と振動したり、声門付近に垂れ込んで呼気と振動したりして湿性音が生じます。そのため、図7、8 のような状態で喉頭蓋谷や梨状窩に残留があっても、明瞭に発声発語ができたりします。そのため、嚥下後の発声の確認だけでは咽頭残留の有無を判断できないので、注意してください。

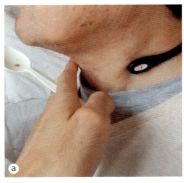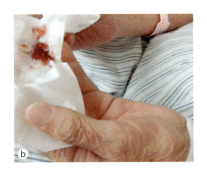

図9 咽頭残留の喀出による確認
a：唾液嚥下時のキレの悪い嚥下音（食道がんの症例）
b：ゼリー嚥下後の咽頭からのゼリー片の喀出（食道がんの症例）

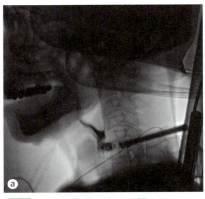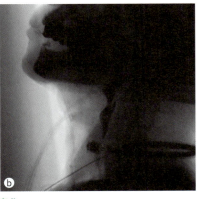

図10 頸部の姿勢による咽頭クリアランスの変化
a：同一症例・頸部前屈位の場合　b：同一症例・頸部伸展位の場合

　感覚低下で咽頭残留の自覚がない高齢者は多く、VFやVE時に咽頭残留があっても平気な顔をしている人は珍しくありません（動画7）。
　やはり頸部聴診による嚥下音での判断がいちばん有用です。異常音から咽頭残留が疑われた場合、色付きのゼリー嚥下後に喀出をうながし、咽頭残留を視覚的に確認してみましょう。本人や家族に、嚥下障害の自覚をうながし、一口量や食形態などの調整の必要性を理解してもらいやすくなります（図9、動画8）。

B 頸部前屈位への修正

　キレのない嚥下音が目立つ場合、頸部の姿勢を再度確認しましょう。円背が目立つ人は、正面を向く姿勢ではやや頸部伸展気味になっていることがあります。頸部伸展

位は喉頭挙上を妨げるので、頸部前屈位に修正するだけで喉頭蓋反転が起こるようになり、咽頭クリアランスや嚥下音が改善するケースも少なくありません（図10、動画9）。

> ### ワンポイントアドバイス
>
> #### 送り込み機能のあたりもつける
> 色付きのゼリーでの評価を行うと、口腔内残留が確認しやすいでしょう。嚥下音が弱かった際、そもそも送り込みが悪くほとんどのゼリーが口腔内に残っていることもよく経験します。ゼリー嚥下後には、口腔内の残留の有無も確認しましょう。
>
> #### 嚥下反射のタイミングも考えていく
> 数口の嚥下で咽頭クリアランスを判断したら、次の1、2口でトロミ水での空気を含んだ異常音がないかも意識しましょう。

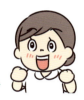

なるほど、咽頭クリアランスって、そんなふうに評価していたんですね！　男女の性別から評価が始まっているとは驚きでした！

私は女でよかった（笑）
大野木さんはのどの位置、大丈夫？

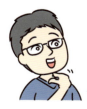

ちょっと下がってきているかも（笑）　まあ冗談はさておき、咽頭クリアランスはこんな感じで評価をしていけばいいよ。喉頭下垂のチェックと、唾液と数口のトロミ水・ゼリーの嚥下音で、おおむね咽頭クリアランスは評価できるんだ。

それを考えつつ、嚥下反射のタイミングなんかも考えていくのが大事。重症の場合は、トロミ水でも嚥下反射がずれた異常音が出てくるからね。

引用・参考文献
1）厚生労働省．eヘルスネット：食品による窒息事故 https：//www.e-healthnet.mhlw.go.jp/information/teeth/h-10-001.html（2024-12-13 閲覧）．

STAGE 3 〈嚥下評価 実践編〉3つの嚥下機能ごとの評価のポイントをマスターする

STEP 10 咀嚼・食塊形成 〜送り込みの評価ポイント

今回は、咽頭クリアランスを判断した後の「咀嚼・食塊形成〜送り込み」の評価ポイントをみていきます。液体はいちばん誤嚥リスクが高いので、後回しで構わないし、「嚥下反射のタイミング」は最後にしっかり判断すればいいからね。

今日のポイント

- 歯の本数より奥歯の噛み合わせ
- 義歯の咀嚼力を過信しない
- 残根しかない≠ペースト食
- ストローでできる安全な咀嚼評価
- えびせんで咀嚼機能がサクサク分かる！
- ユニバーサルデザインフードで十分

私はこの評価をいちばん知りたかったんです！ 歯や義歯の状態がいかにも悪いけど、咀嚼動作はみられるし形態アップできそうな気もする、だけど形態上げて詰まらせたらどうしようってこわさもある。
安全に現状維持で嚥下食ではカロリーアップにも限界があるしと、いろいろジレンマがあって……

嚥下食は見た目で食欲がなくなっちゃう患者さんも多いしね。
あと、歯がほとんどないけど大丈夫だって言って、ほとんど普通食を食べている人がたまにいるけど、あれってどうなってるの？

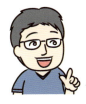

普通量のミキサー粥なんて、丼いっぱいになるから、僕らでも嫌になるよね（笑）。
歯に関しては、歯の根っこが残っているかとか、歯茎の状態で咀嚼や押しつぶしの機能が変わるところもあるんだよ。その辺も含めて、具体的な評価ポイントをみていこう！

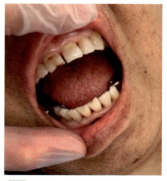 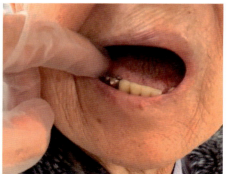

図1 歯列・咬合の確認

歯列・咬合は大丈夫？

　まずは本人の歯の咬合の有無を確認します。とくに奥歯の上下の咬合の有無がどの程度あるのかはしっかり確認しましょう。欠損歯が多い場合、残っている歯の状態がよくない場合も多いので、触ってグラグラと動揺がないかも確認します。動揺が目立つ場合、咬合があったとしても咀嚼力は期待できません（図1、動画1、2）。

義歯の適合具合は大丈夫？

　部分義歯や総義歯の適合具合を確認します。総義歯の場合、外すときにキュッと抵抗があるのが吸着良好の目安です。部分義歯の場合はクラスプ部が緩くなっていないか、またクラスプ部の破損や歯牙欠損がないかに注意しましょう。クラスプ部の歯牙欠損がある場合には、義歯全体の動揺が目立ちやすく、咀嚼力に期待はできません。本人・家族に説明・相談のうえ、なるべく早く歯科に調整を依頼しましょう。不適合でも装用を強く希望する場合も含め、食形態の調整は必須です。

　また、カパカパと上の義歯が落ちやすい場合や下の義歯で動揺が目立つ場合には、汚れの付着や口腔や義歯の湿潤具合、顎堤の吸収を確認します。義歯は汚れが付着していたり、乾燥していたりすると吸着しづらくなります。また、歯牙欠損後の歯槽骨吸収の進行によっても、義歯の吸着は弱くなります。義歯安定剤が多数販売されてはいますが、あくまで歯科にかかるまでの一時使用的な商品であり、実際改善は乏しいことも多いので過信せずに早期に歯科での調整を勧めましょう（図2）。

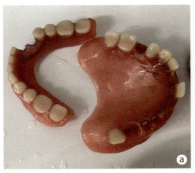
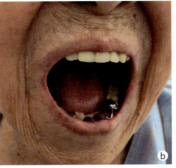
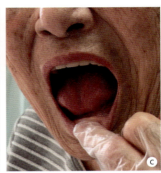

図2 義歯の状態や顎堤吸収の確認
a：人工歯が多数欠損した義歯
b：クラスプ部の歯が欠損し動揺が目立つ部分義歯
c：下顎の顎堤吸収が著明

ワンポイントアドバイス

歯槽骨と顎堤吸収のこと

骨の老化（形や構造の変化）は下顎骨にもみられます。通常、咀嚼運動による機械的刺激が歯槽骨の維持に役立っているのですが、歯が抜けて咀嚼による刺激がなくなると、老化以上に歯槽骨の吸収が目立つようになります。

多数の歯が抜けたり、無歯顎になり年月が経つと、図3 [1]のように顎骨の厚みがなくなってしまうのです。このように顎堤吸収が進行すると、歯茎による押しつぶし動作も期待できなくなってしまいます。歯牙欠損があった場合は、咬合部位の改善だけでなく、咀嚼運動によって下顎骨を維持するためにも、歯科にて補綴治療を受けることが大事だといえます。

残根のない無歯顎の場合、指やストローを歯茎で噛んでもらうことで、顎堤吸収や押しつぶしの具合を確認してみましょう。

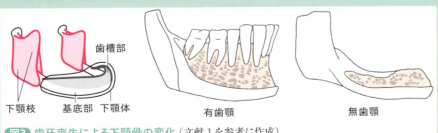

図3 歯牙喪失による下顎骨の変化（文献1を参考に作成）

残根のこと

ほぼ無歯顎で、ぼろぼろの根っこ（残根）ばかりが残っている状態の人を診ることがあります。いかにも咀嚼できなさそうですが、完全に歯が抜けているわけではないので、歯槽骨の吸収は目立ちにくく、意外に咀嚼力は保たれていることが多かったりします。「残根しかない＝ペースト食」ではないので注意しましょう。 動画3 のように、天然歯と残根でかなりしっかり咀嚼できる人もいます。

きれいに治療されていることも少なく、尖っていることが多いので、口腔ケア時に噛まれないように注意しましょう（ 図4 、 動画4 ）。

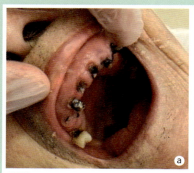 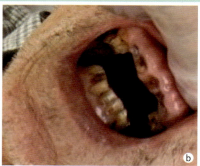

図4 残根や咬合の確認
a：多数の残根
b：天然歯と残根で互い違いの咬合形成

ストローの咀嚼具合は良好？不良？

今までゼリー食やペースト食だった人にはじめて固形物を試すとき、咀嚼力が弱くてしっかり噛めなかったり、そのまま丸呑みしたりして詰まらせたらどうしようと不安なものです。また、義歯がカパカパだったり、ほとんど残存歯がなかったりで、とてもちゃんと咀嚼できそうにないのに、家では家族と同じおかずを食べていたから大丈夫などといわれ、恐る恐る形態アップを試すこともあると思います。

そういうときに、いきなり実際の食べ物を用いて咀嚼評価を行うのではなく、ストローを用いると安全に評価ができるのでお勧めです。

評価実習してみよう！

ストロー咀嚼テスト（図5、動画5）

方法は基本的に評価者がストローをもって、本人の噛み合わせのある部位（奥歯の咬合があれば奥歯優先）に近づけて、ペチャンコにしっかりつぶれるよう10回くらい噛むようにうながします。その後、いったん出してもらって、つぶれ具合を確認します。

その後に、今度は5回程度咀嚼したら、舌を使って反対の奥歯にストローを移動させて5回程度噛むのを何度か繰り返してもらいます。この動きで、食塊を臼歯上に移動させて咀嚼する動きがスムーズに行えるかどうかをみるのです。認知症の人などでは、歯列が良好であるにもかかわらず、食塊形成動作がうまくできず丸呑み状態になってしまう人もいますが、そういう人でも食べ物を使用せずに安全にチェックできるのです。

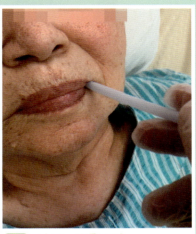

図5 ストロー咀嚼テスト

❶ 評価者がストローを持つ

実施する際のコツは、ストローを本人に持たせるのではなく評価者が持つことです。本人に持たせると、舌の移送動作が拙劣でも手を使ってごまかしてしまいやすいからです。

また、認知症の人などでは、ストローを噛むという指示理解が困難な場合もあります。そのようなときは、評価者自身がストローを咀嚼してつぶしてみせて、こうやって噛む力をみたいことを理解してもらうとよいでしょう。

❷ 咀嚼力の目安

自分の歯で咀嚼する場合と、義歯で咀嚼する場合は、咀嚼力の違いから当然つぶれ具合は変わってきます。何mmにつぶれたらといった数値的な基準はありませんが、図6のようなおおまかな判断で構いません。部分義歯の場合には、自分の歯の咬合

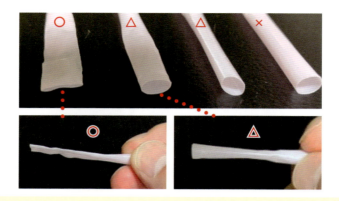

○ → 常食〜軟菜レベル（常食〜UDF「容易にかめる」）
△ → 軟菜ひと口大〜極刻み（UDF「容易にかめる〜舌でつぶせる」）
× → 極刻み〜ペースト・ゼリー（UDF「舌でつぶせる〜かまなくてよい」）

図6 ストロー咀嚼テストでの咀嚼力の目安

部位のところはしっかりつぶれ、義歯による咬合の部位は楕円形程度にしかつぶれないといったいびつなつぶれ具合になったりします（動画6、7）。

えびせんの咀嚼〜嚥下は良好？不良？[2]（図7）

認知機能が良好で、咬合部位があれば、自分で1本を普通に食べてもらいます。認知機能が不十分であれば、介助で咬合部位にえびせんを持っていき咀嚼をうながします。

❶ 通常の咀嚼の場合

通常、口唇や頬や舌を動かし、前歯で咬断してから奥歯上に移送し咀嚼したり、すぐに奥歯上に移送し咬断・咀嚼し、唾液と混ぜ合わせて食塊を形成していきます。その際、顎

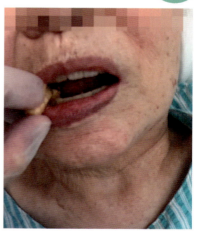

図7 えびせんを使った咀嚼力の評価

も咀嚼側に偏位するので、外からの観察でも口角が咀嚼側に引かれる動きが観察できるはずです。

　咀嚼力に問題なければ、サクサクとリズムよく力強い咀嚼音が聴取できます。また、食塊形成機能にも問題がなければ、5〜7回程度咀嚼すれば、スムーズに臼歯上でペースト状に処理できます（ 動画8 ）。前歯しかなく、奥歯の咬合がなければ、舌や歯茎で押しつぶしやすく細かくするために咀嚼回数が増えます。<mark>無歯顎の場合でも舌による押しつぶし機能が良好であれば、1センチ程度に刻んだえびせんをゆっくりペースト状に処理できるはず</mark>です。

② 咀嚼に問題のある場合

　一方、咀嚼力が減弱していると、えびせんでさえもサクッとスムーズにかみ切れなくなります（ 動画9 ）。そして、口腔の運動機能低下や口腔内乾燥などで食塊形成不良があれば、5〜7回程度の咀嚼後に口を開けてもらった際、えびせんは細かくはなっていてもパサパサした状態になっているでしょう。こういう人はパサつく刻み食は食べにくいだろうと予測できます（ 動画10 ）。

　また開口時に舌背に刻まれたえびせんが広がり、臼歯で咀嚼できていないパターンもあります。認知機能低下などで、下顎の上下運動のみで、舌や頬との協調運動ができていない状態です。このような人は口角をみてもらうとぜんぜん動きがないはずです。<mark>大きめの塊のまま奥舌付近に送りこまれている場合は、窒息リスクも考えられるので要注意</mark>です。機能的に咽頭クリアランス良好でも、食形態が咀嚼・食塊形成機能に合ってなければ咽頭残留は起こりうることには留意しましょう。

③ えびせんの嚥下音の特徴（ 図8 ）

　えびせん嚥下時の嚥下音についてですが、唾液の嚥下と変わらないような小さめの音が聴取される傾向があります。食塊形成されたえびせん1本の食塊量はわずかであり、多少嚥下音が小さくても正常である可能性が高いので、「えびせんの嚥下音が小さい」＝「咽頭クリアランスが悪い」と早とちりしないようにしましょう。

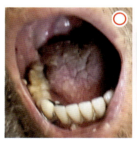 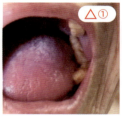 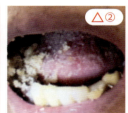 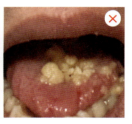

※咀嚼途中で開口した写真

○	サクサクと良好な咀嚼音があり、臼歯上ですぐにペースト状に処理できている。	→ 常食～
△	①義歯（上）と顎堤でペースト状にできている	→ 軟菜ひと口大～極刻みあんかけ
△	②細かくはできているがパサつきが目立つ	
×	細かく湿らせた状態でも押しつぶし動作が乏しく舌背に残っている	→ ペースト～

図8 えびせんを使った咀嚼力評価の目安

咀嚼力評価時の注意点[2)]

❶ お茶での流し込み

　えびせんの咀嚼・食塊形成が不十分な場合、嚥下前にお茶などの飲み物を要求されることがよくあります。いわゆる流し込みによる対応です。咽頭期に問題がなければ、それで嚥下できるでしょうが、パサつく刻み食などはむずかしいだろうと予測できます。

　食事場面観察でも、咀嚼機能より難易度が高い食形態を摂取している場合によくみられます。食欲があり、咽頭期が良好であれば、摂取自体はできるので自力摂取の場合には気付かれにくいところがあるので注意しましょう。

❷ 粥や極小刻みレベルの可否のチェック

　入院前からペースト食を提供されていた、歯列や口腔の動きから押しつぶしも不十分と思われるなど、通常のえびせんがむずかしそうな場合は、1cm くらいのえびせんを水やお茶でふやかして、軟らかくしたもので試す、さらにスプーンで砕きトロ

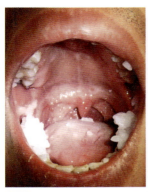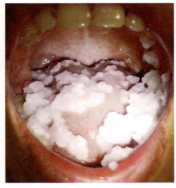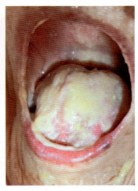

図9 食塊形成～送り込み機能のチェック
a：食塊形成～送り込み良好例（米飯）
　米飯のように咀嚼が必要な食べ物でも、食塊形成～送り込み良好例では、舌背にはほとんど残留がない。臼歯上に残留するのは問題なく、うまく臼歯上に保持して咀嚼している。
b：食塊形成～送り込み不良例（米飯）
　舌背を含め、全体に残留がみられる場合、舌と口蓋の接触が弱く、舌背にまとめて食塊を形成できていないことが考えられる。
c：ペースト嚥下後の口腔内残留著明な様子

ミ茶と混ぜた状態（極刻み餡かけ状）でも行っています。要するに、ペーストより少し上の形態が摂取可能かどうかの判断に利用するのです（動画11）。

❸ 送り込み機能のチェック

　えびせんの嚥下後に、口腔内の残留を確認します。通常、えびせん1～2本のペースト状になった食塊量は少なく、臼歯上に少し付着する程度しか残らないことが多いでしょう。しかし、食塊形成や送り込みが不十分な場合、口蓋や舌背や歯の周囲などに残留したりします。

　送り込み機能はゼリーやえびせんでおおまかに評価できますが、食塊の量が少ないので、実際の食事場面の評価で改めて判断することも大切です（図9）。

食事形態の選択[2]

　嚥下障害に対応する食事形態の区分は、それぞれの病院・施設で用意されていると思います。嚥下リハ学会が提示している学会区分2021や、嚥下食ピラミッド、ユニ

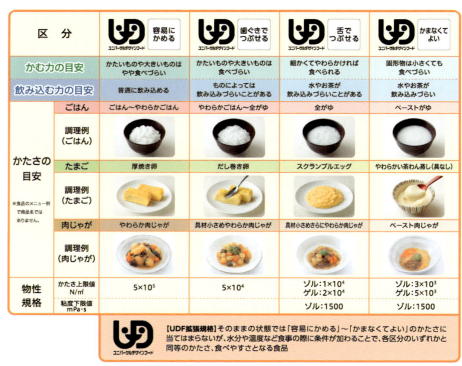

図10　ユニバーサルデザインフード
（日本介護食品協議会ホームページ．https://www.udf.jp/outline/udf.html）

バーサルデザインフードなど、代表的なものが参考にされているでしょう。

　私は普段、ユニバーサルデザインフードの段階で考え、患者さん・家族に指導を行っています。この表は、同じおかずが各段階で写真付きで載っているので、見た目でもわかりやすく、施設や在宅で対応できる程度の区分のためお勧めです。

　基本的には、咽頭クリアランスと咀嚼・食塊形成機能を判断したら、機能的にはどの程度の食形態が可能なのかイメージできます。

　おおまかな考え方としては下記のとおりです。

- 咽頭クリアランス良好　→　咀嚼・食塊形成～送り込み機能に合わせて適宜対応
- 咽頭クリアランス不良　→　咀嚼・食塊形成の機能より下げて、ペースト・ゼリーなどなめらかな対応を検討
- 送り込み不良が問題　→　リクライニング位での代償も検討

この後に嚥下反射のタイミングを評価し、食欲や全身状態、嗜好などを考慮しながら、食事形態や食事量、トロミの有無や濃度を選択していきます（図10）。

液体の前に、咀嚼機能を評価したほうがいいですか？

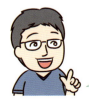

無歯顎でもともとペースト食摂取、重度認知症で押しつぶし動作も困難、呼吸状態もよくなくとても固形物の摂取は開始できそうにない場合なんかは、簡単に口腔の動きをチェックして、嚥下反射のタイミングの評価を行っていけばいいよ。
咀嚼機能は状態が落ち着いてから評価すればいいからね。

ミールラウンドのときでも、やっぱりストローやえびせんを使ったほうがいいですか？

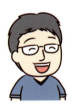

やっぱり同じものを使って評価を行うほうが、正常や異常の判断がしやすくなると思うよ。もちろん、食事中だとわざわざえびせんを食べてもらうのも何なのでそのときのおかずで評価することもあるけどね。
ただ、そういうときもストローのテストなら行いやすいよね。

咀嚼の評価はえびせんじゃなくて、サッポ〇ポテトでもいいですか？（笑）。

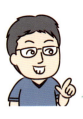

だめじゃないけど、細いし、難易度はえびせんより低くなるね。なんだかんだで、えびせんがいちばんおススメ。
東北の震災のときに、工場の被災の関係でえびせんが品薄になって困った記憶があるよ。そのときに似たスナック菓子を試したことがあるけど、やっぱりえびせんに戻したからね（笑）。

引用・参考文献
1）阿部伸一ほか．"顎骨・顎関節の構造と機能"．口と歯の病気マップ．齊藤力ほか編．東京，医歯薬出版，2003，58-65．
2）大野木宏彰．"総合評価"．"もっと"嚥下の見える評価をしよう！ 頸部聴診法トレーニング．大阪，メディカ出版，2017，75-92．

STAGE 3 〈嚥下評価 実践編〉3つの嚥下機能ごとの評価のポイントをマスターする

STEP 11 嚥下反射のタイミングの評価ポイント

さあ、いよいよ3つの機能の最後、嚥下反射のタイミングの評価ポイントをみていきます。ここで液体の評価を行っていくけど、ここまでの評価で液体の誤嚥リスクがありそうか、なさそうか、ある程度イメージできていることが大事です。ここではその確認って感じですね。

今日のポイント

- 唾液嚥下に時間がかかる理由は？
- 嚥下反射のタイミングのズレをとらえよう！
- トロミがいいの？ゼリーがいいの？
- ブクブクうがいで口腔内保持機能がわかる
- トロミ対応の前にやるべきこととは？

頸部聴診で空気を含んだ異常音っていうのが、まだわかりにくいです……

私もいっしょ……。
まだ自信がない。ほかの音もだけど（笑）

嚥下音のキレや大きさと比べると、嚥下反射がずれた空気を含んだ音って、音の幅も大きいからかな。

ただ液体はいちばんむせやすいし、現場ではいちばんよく聴取できる異常音なんだよ。あ、遅れた感じ！カポンってこの音かな？って思った後に、患者さんがゴホゴホむせることがあると、やっぱり今のがその音かって理解できるはず。

典型的な異常音を、VF映像とセットで聴いて、耳を鍛えるっていうのが聴診のスキルアップの近道だよ。僕の作ったDVDで勉強してみてね。

唾液嚥下の起こり方のスムーズさは？（動画1）

「咽頭クリアランス」の唾液嚥下の評価で記載したように、唾液嚥下の起こり具合で、嚥下反射の鈍さがあるかどうか、あたりをつけていきます。唾液を嚥下してほしいという指示理解が不十分な場合もあるので、トロミ水極少量をスプーンからなめてもらったり、棒付きアメをなめてもらったりすると、スマートに評価が行えます。

モグモグという舌や頬の動きがみられているのに嚥下反射がなかなか起こらない場合、極少量の刺激では嚥下反射が起こらないくらい鈍い可能性があります。また、嚥下反射が起こる瞬間に半開口のままだったりした場合も、感覚が低下している可能性があります。唾液嚥下時の口腔の動きと嚥下反射までの時間をよく観察するようにしましょう。

ワンポイントアドバイス

咽頭クリアランスの評価も参考に考える

唾液の量は少なく、液体より少し粘度もあることから、空気を含んだような異常音が出現することはあまりありません。唾液嚥下に多少時間がかかっても、トロミ水での嚥下音がよく、嚥下反射が比較的スムーズに起こっていたのであれば、唾液程度の極少量では嚥下反射が起こりにくいが、適度な量の中間トロミであれば大きな問題はないでしょう。

ただし、流れの速い液体の場合に大丈夫かを確認していく必要があると考えましょう。

頸部聴診で異常音がある？ない？[1]

❶ まずはトロミ水（中間）の嚥下音から

嚥下反射のタイミングのズレをとらえるのに大事なのは、空気を含んだような嚥下音の有無でした。嚥下反射前に梨状窩までの流入があるなど、<u>咽頭収縮のタイミングが遅れた場合、声門付近や咽頭腔の空気を含んだ状態での嚥下になるために、カポン</u>といった感じの異常音が生じやすくなります。

基本は<u>トロミ水（中間）・3mL</u>程度で評価を開始します。STEP8（→ p.86）でも述べたように、シリンジではなくスプーンを使用し、口唇での取り込み動作や舌や頬な

119

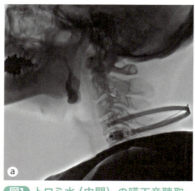
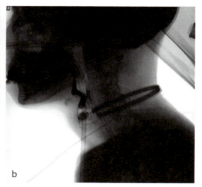

図1 トロミ水（中間）の嚥下音聴取
a：正常音・喉頭蓋谷で嚥下反射が起こっている
b：空気を含んだ異常音・嚥下反射が鈍く、喉頭侵入がみられる

どの送り込み動作の様子も観察するようにしましょう。トロミ水（中間）の嚥下音が良好なら、ゼリー、薄いトロミ、液体と難易度を上げて、どの程度までが安全に摂取できそうかをチェックしていきます。また、咽頭クリアランスの状態を頭に入れながら、一口量を増やした場合の反応も確認していきましょう。

　嚥下反射がかなり鈍い場合は、トロミ水（中間）でも空気を含んだような異常音が聴取されます。その場合は、トロミのない液体の誤嚥リスクはかなり高そうだと予想できます。「評価は安全なものから順番に」の考え方によって、次にトロミ水（濃い）を試し、その異常音が改善されたかどうかを評価しましょう。トロミを濃くすれば大丈夫と確認できたら、どの程度の流動性までが安全なのかをトロミ水（中間）やゼリーで判断しましょう（図1、動画2、3）。

❷ 誤嚥リスクの高い液体は最後に評価

　いちばん難易度の高い液体は最後に評価を行います。液体嚥下時の頸部聴診の際、空気を含んだような異常音のほかに、液体のわりに変に小さい音になっていないかにも注意を払ってください。通常、液体は大きめの嚥下音が聴取されやすいにもかかわらず、嚥下音が変に小さいのは、1回目の嚥下時に咽頭収縮のタイミングが遅れてしっかり嚥下できなかった可能性があるからです。そのため、その後にむせがあったり、

連続した嚥下になったりすることがよくあります（図2、動画4）。

　トロミ水やゼリーでの評価から液体の誤嚥リスクが高そうなら、先に液体は流れが速くむせやすいので注意して飲み込むように声掛けしてから液体の評価を行いましょう。==一口量を少なめにし、口腔内保持を意識してもらうこと==がうまく嚥下してもらうコツです。

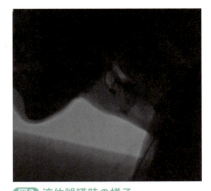

図2 液体誤嚥時の様子
空気を含んだ嚥下音や小さい嚥下音が続く。

　もし、自分の予想外に液体でむせが見られた場合も、すぐにすべてトロミ対応だと判断するのではなく、まず意識や注意をすればうまく飲めるかを確認しましょう。トロミの飲み物があまりおいしくないことはみんな知っているはずですから。実際、トロミ・ゼリー対応を嫌がる人も多いわけですが、その場合、脱水・食欲低下によって全身状態の悪化が懸念されることになります。誤嚥リスクと誤嚥性肺炎リスクを意識して、妥協案の検討（制限を緩める代わりに口腔ケアを徹底など）も行うようにしましょう。

A ゼリーor濃いトロミ

　ゼリーは濃いトロミより、流動性が高いことが多いので、ゼリーではむせやすいのに、濃いトロミではむせにくいことはよく経験します。ゼリーは嚥下しやすい食品であり、軽度〜中等度の嚥下障害の人であればたいへん有効なのですが、嚥下反射がかなり鈍い場合には注意が必要なのです。ただ、嚥下開始食としてゼリーをすすめる書籍も多いため、==ゼリーがいちばん安全だと思い込んでしまっている人も多い==のではないでしょうか。

　本当は濃いトロミ状のペースト食であれば安全に摂取できる人が、ゼリーでむせたからと禁食対応にしてしまうことがないよう、両方の嚥下状態を必ず確認しましょう（図3、動画5、6）。

B 口腔内保持機能のチェック[2]

　トロミやゼリーの嚥下評価で、液体での誤嚥リスクが高いと予想される場合、液体の評価を行う前に口腔内保持の機能を確認しましょう。

　口腔内保持の機能とは、簡単にいうと液体を口腔内にうまく溜め込むことができる

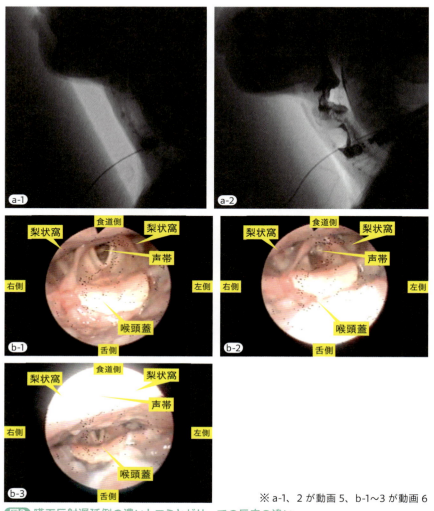

図3 嚥下反射遅延例の濃いトロミとゼリーでの反応の違い

a-1：濃いトロミは嚥下反射がギリギリ間に合い誤嚥なし
a-2：ゼリーのほうが流動性が少し高く、嚥下と同時に誤嚥してしまう
b-1：VE の解剖図
b-2：嚥下前にゼリーが声門上まで喉頭侵入
b-3：ヨーグルトはゆっくり流入するため、喉頭蓋谷で嚥下反射が起こる

※ a-1、2 が動画 5、b-1〜3 が動画 6

かどうかということです。ブクブクうがいを思い出してほしいのですが、あのとき、私たちは口唇を閉じ、奥舌を口蓋にぴったりつけて口腔と咽頭の閉鎖を行い、頬を動かしてブクブクと水を移動させてうがいしています。奥舌を口蓋にしっかり挙上させないと頬を膨らませられないことから、うがいには奥舌の挙上が必須なのがわかると

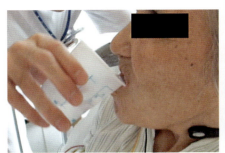
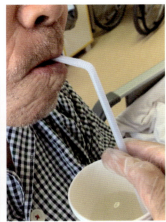

図4 食具や介助方法による取り込み動作の違い
a：コップの全介助で取り込み動作拙劣な様子
b：ストローを吸う動作が拙劣な様子

思います。

　液体をたくさん含んでゴクゴクと何度かに分けて飲む際、この口腔内保持の機能が非常に重要です。しっかり口腔内に液体を保持し、適当な一口量だけを咽頭に流入させて嚥下しているのです。もしこれが不十分な場合、不意に咽頭に液体が流入し誤嚥しやすくなるのです。

　液体の誤嚥リスクが高そうな場合、空気でのうがい動作で口腔内保持機能を確認する、そのうえでトロミ水やゼリーの嚥下時、評価者が指示するまで口腔内にためておき、指示後に飲み込むことができるかをみるとよいでしょう。

❸ 環境による嚥下反射の違いを利用する

A 食具や介助方法での反応の違い（図4）

　液体評価時には、取り込み動作にも着目すると精度が上がります。写真のように、コップからの取り込み時に上唇の動きが出てこない、ストローで吸ってもらうと、ストロー内を水が上がったり下がったりしてスムーズに吸えないときは、タイミングがずれるリスクが高くなります。口腔内に入れた途端、咽頭へ流れてしまう、慌てたような嚥下をする場合もハイリスクです。このようなときは空気を含んだような異常音

が聴取できます。

ワンポイントアドバイス

取り込み動作が拙劣な場合

　取り込み動作が拙劣な場合、ストローを短くしたり、吸い飲みを使用したりと食具を変更し、反応をみてみましょう。また、コップからの全介助より、コップを本人の手に持たせたうえで部分介助するほうが、感覚入力の関係で口唇の取り込み動作が改善することはよく経験するので試してみましょう。

B 温度差による反応の違い

　温度差による反応の違いがあることも知っておいてください。冷たい水なら少しずつむせなくコップ1杯飲めた人が、食事時にぬるいお茶を一口飲んだだけでひどくむせた、なんてことはよくあります。嚥下反射のタイミングのズレが軽度で、液体にトロミを付けるかどうか迷うような場合は、ぬるいお茶や水がうまく飲めるかどうかを評価して判断するとよいでしょう。

ワンポイントアドバイス

MOVIE

嚥下反射遅延の視覚的な確認

　嚥下反射がなかなか起こらない場合は、喉頭を触診（喉頭挙上の確認）しながら口腔内を観察してください。ブドウゼリーのように色がわかりやすいものなら、送り込みが悪いのか、嚥下反射が鈍いのかを確認できます。

　嚥下反射が鈍い場合、一口量が少なすぎるとかえって飲み込めないこともよくあります。もし咽頭クリアランス良好と判断できている場合なら、一口量を増やした場合や自力摂取の場合などで、嚥下がスムーズになるかどうか確認してみてください（→ p.66 動画10 ）。

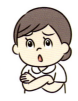
トロミ水・ゼリー・液体で、それだけ考えながら評価しているなんて……。でもだからこそ、どんな対応をすればいいか見えてくるってことですよね。

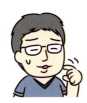
そうそう、単にむせの有無とか、呼吸音の変化とかみていても、なにが問題なのかはわからないからね。

頸部聴診で嚥下反射のズレがつかめるようにしっかり耳を鍛えないと！　大野木さんのDVDを買って練習します！

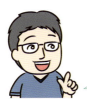
異常音にも幅はあるけど、それぞれ特徴はでているから、異常音別にたくさんの音がまとまっているDVDで耳を鍛えるのは習得の近道だね。

それを頭に入れて現場で評価したときに、自分の聴診の評価と患者さんの反応が一致すると、「あっ、やっぱりそういう状態だったんだな！」って真の理解が得られる。いわゆる「アハ体験」ってやつだ。

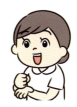
咽頭残留を疑った後の喀出による視覚的な確認でも、同じですね。

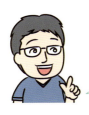
そうそう、そういう答え合わせをする経験を積みかさねることで、自分の評価に自信が持てるようになるんだ。もちろんVFやVEができる施設では、自分の評価を検査で確認してみるとよりベターだ。

でも、ベッドサイドで確認できるほうが圧倒的に有効だから、VF・VEの有無に関係なく、頸部聴診で評価することが便利だし有用なんだよ。

引用・参考文献

1) 大野木宏彰．"頸部聴診法"．"もっと"嚥下の見える評価をしよう！ 頸部聴診法トレーニング．大阪，メディカ出版，2017，48-74．
2) 大野木宏彰．"摂食嚥下機能の基礎知識"．「誤嚥」に負けない体をつくる間接訓練ガイドブック：機能解剖からよくわかる！ 大阪，メディカ出版，2018，20-37．

STAGE 3 〈嚥下評価 実践編〉3つの嚥下機能ごとの評価のポイントをマスターする

STEP 12 いざ実践！こんなときどうする！？

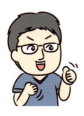

前回までで、ひとり立ちできるための嚥下評価の知識とスキルは全部伝え終えたから、あとは実践あるのみ！
すぐに自分の評価に自信が持てるわけではないだろうけれど、頸部聴診や視診・触診で評価した内容と患者さんの反応が一致する経験を積み重ねることで、自然と自信はついていくから大丈夫！

研修を受ける前は、本当になにも見れていなかったなって、改めて思います。でも、今は頸部聴診のコツをつかんだことで、咽頭の様子が少しずつイメージできるようになったのを実感してます！

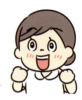

私もミールラウンドが楽しみになったんです！
前は患者さんに相談されても、評価できていないから食形態を上げるのも不安だし、どうして下げる必要があるのかって説明もできなかったんだけど、今は少しずつだけどちゃんと判断やアドバイスができてきている感じです！

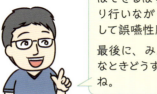

みんな手ごたえを感じてもらえているようでなにより！とうとうひとり立ちのときだね。現場ではいろんな患者さんがいるし、反応もさまざまだから、勉強したとおりにいくとは限らない。
でも今回学んだ基本がしっかり頭に入っていれば、自然と応用はできるはず！ STEP1で説明したように、嚥下評価をしっかり行いながら、口腔ケア、早期経口摂取、離床・運動も意識して誤嚥性肺炎予防に取り組んでいってほしい。
最後に、みんなが嚥下評価の現場で遭遇するであろう、こんなときどうするの！？っていう悩みについてアドバイスをしておくね。

Q1 ハイリスク患者の嚥下開始食って、なにから出すといいの？

誤嚥性肺炎で禁食中だった人の最初の食事は、今までだとゼリーを1個出してたんですけど、ゼリーがいちばん安全ともいえないとなると、なにがいいですか？

もちろん、まず嚥下状態を評価して考えるんだけど、誤嚥リスクが高そうだから、==なにか一品から安全に始めようってときの僕のおすすめは冷たい果物ペーストだね==。

冷たくて刺激になるし、甘みもあって万人受けしやすい。なめらかでまとまりがあって嚥下しやすいし、色がついているから、口腔内の残留も確認しやすいしね。

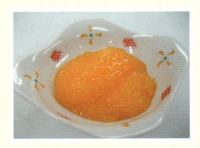

嚥下反射がけっこう鈍くても、咽頭クリアランスに大きな問題がなければ安全に摂取できることが多いんだ。咽頭クリアランスが悪い場合は、一口量を少なめにしたり、複数回嚥下で対応してみるといいよ。

ただ、実際の食事時には、==果物ペーストの前に冷たいトロミ水を数口摂取してもらって、湿潤や嚥下の確認をするようにしているよ==。これは、ほかの食事のときでも同じ。ぼくたちでも、食事のときは、まず少しお茶を飲んだりして潤してから食べたいから。

なるほど、今まではゼリーでむせて、やっぱり中止ってなってたな〜、反省……。

果物ペーストが大丈夫だったら、量を増やしていけばいい？

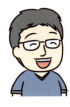

評価次第で、濃いトロミ対応で進めたほうがいい状態なら、ペーストで品数を増やすし、ゼリー類も大丈夫そうなら、高栄養プリンなんかも使って、なるべく栄養を摂れるようにしていきたいね。

Q2 経口摂取を中止したり、断念するときの判断は？

食事の中止の判断ってどうやって考えていますか？

なかなか判断がむずかしいよね。一時的な嚥下障害なのか、改善の見込みが乏しいのかってところもある。

入院時、明らかに嚥下状態が悪くても、脱水を点滴で補正すると、翌日にはすごく元気になって、食べられるケースもけっこうある。急性期で、覚醒や呼吸状態の問題が大きければ、無理せずいったん中止して、その改善を待つ。

でも超高齢で肺炎を繰り返す場合に、食事の継続や中止について相談されたときは迷うよね。

口腔ケアや離床に力を入れて、食事面でもいろいろ手を尽くしても状況が変わらないなら、<u>本人の食欲や希望に沿って、継続か中止かを考える</u>かな。

むせてても、食べてたいものを食べて死ぬなら本望だっておじいちゃんもいたりするもんね。

まあ食事の誤嚥リスクがゼロってことはないし、たとえ少しでも好きなものを食べたい、食べさせてあげたいっていうのは心情よね。

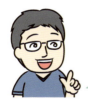

ただ、それでも<u>最低限、窒息は避けたい</u>ね。あと、咽頭クリアランスがすごく悪くて、数口食べる度に吸引が必要だっていうときは、明らかに食べることが苦痛だろうし、中止を提案するな。

あと、断念したとしても、やっぱり口腔ケアは大事。

いったん中止はしても、全身状態の改善とともに、本人の食欲も出てきて嚥下できそうに改善してくることがあるし、私たち看護師の全身状態の観察もやっぱり大事だと思う。

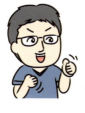

そうそう、そういうときに嚥下評価して、医師に提言できるのが大事！

Q3 トロミを濃くしても一口量を減らしても、むせてしまう……

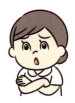

頸部前屈位に姿勢は整えて、トロミや一口量を調整してもむせやすいときってどうしたらいいんですか？

嚥下反射も鈍いし、咽頭クリアランスがかなり悪いって感じだね。梨状窩残留や残留後の垂れ込みが目立つ場合、トロミを濃くしたり、一口量を少なくしてもうまくいかないこともある。なかなかむずかしいけど、とりあえず2つ試してみるかな。

ひとつは、==あえて薄めのトロミ・少量も試してみる==。食道入口部の開大時間が短い（喉頭挙上してもすぐに下がるなど）場合、トロミが濃いと余計にへばりついて梨状窩に残留しやすいパターンもあるんだ。

そういうときは、逆に流動性を上げるほうが通過しやすいこともある。もちろん一口量が多いと誤嚥しやすいから、少なめで試そう。

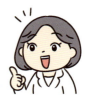

トロミを薄くするほうがいいパターンもあるんですね！

レアなケースではあるけど、いちおう頭に入れておいて。もうひとつは、それでもうまくいかないときは、==完全側臥位法を試す==。咽頭側壁の貯留スペースや気管と食道の位置関係を利用して、残留後の垂れ込みや嚥下反射のタイミングのズレを防ぐ方法なんだ。

離床が進みにくかったり、自力摂取がむずかしかったり、送り込みしにくかったりで不利なところもあるから、積極的には試さないけど、困ったときの引き出しのひとつだね。

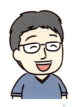

完全側臥位法は、重力の作用で中～下咽頭の側壁に食塊が貯留しやすくなるように、体幹側面を下にした姿勢で経口摂取を行う方法です。「完全」な側臥位でなくても、半側臥位やセミファーラー位での半側臥位などに応用可能です。

> **Q4** ペースト食なのにいつまでもモグモグしていて、なかなか飲み込んでくれない……

ずっとモグモグ口を動かしていてなかなか飲み込まないから、すごく食事介助に時間がかかるし、摂取量が増えなくて困る人がいます。ああいうときってどうしたらいいんですか？

認知症の人で噛まなくていいのに咀嚼している人っているよね。

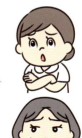

あれは咀嚼様運動といって、ぜんぜん咀嚼はしてない状態。だから顎も上下の運動しか出てないはず。とりあえず、口に入れてから嚥下まで時間がかかるとき、まずは口腔内貯留がメインなのか、咽頭貯留状態がメインなのかを考えよう。

ぜんぜんむずかしいことではなくて、頸部聴診か喉頭挙上の触診をして嚥下反射が起こるかどうかをみながら、モグモグの途中で口の中を確認すればいい。もし嚥下反射が起こっていないのに、ほとんど口腔内になければ咽頭貯留状態ってわけだ。

もし、口腔内貯留がメインなら、リクライニング位による代償を試す。また、一口量を増やしたときの反応の変化も見てみよう。咽頭クリアランスは良好だけど、嚥下反射が鈍い場合は、そのほうがスムーズなことも多い。

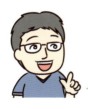

それでもダメだったら？

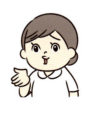

認知症の影響も強いだろうから、食器を変えてみるのもひとつ。スプーンで食べてもらうと口腔内にためたままだけど、コップから飲ませると比較的スムーズに送り込み〜嚥下が起こる人ってけっこういるんだよ。

なるほど。いろいろ引き出しを持っておくのは大事ですね。

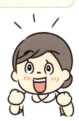
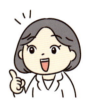

STAGE 3

Q5　丸のみで一口量が多くて窒息がこわい……

ぜんぜん噛まなくて、どんどん口に入れて、5分くらいで食べ終わってしまう人がいるんですけど、ああいうときって、どうしたらいいんですか？

まずは咀嚼機能の評価だね。そういう人って、粥やペースト食で、そもそも噛まなくていいような食事が提供されていたりする。

噛む必要があるもの、たとえば、えびせんでテストすると意外にしっかり咀嚼できることもあるんだ。

カレーは飲み物です、なんていうことをいう人もいたよね（笑）

ただ咀嚼力がない場合は、食形態を下げる。窒息リスクは下げないといけない。一口量とか食事ペースに関しては、それがどこまで誤嚥リスクにつながるかってところを考えるね。

自力摂取を優先させる場合は、小皿で1皿ずつ提供するとか、スプーンを小さくするとかも試すかな。

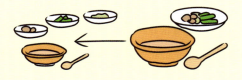

ただスプーンに関しては、スプーンを口に運ぶペースが速くなって、結局、早食いは変わらないっていうことも多い。

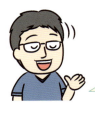

小さいスプーンの話はあるあるですよね（笑）。結局、口の中にいっぱい入れてるっていう。

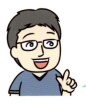

自力摂取が誤嚥リスクにつながる場合はやはり介助で対応するのもひとつ。

ただ、それが本人のストレスになってしまうなら、誤嚥リスクと自分で食べる楽しみを天秤にかけることになるかな。

STEP 12　いざ実践！こんなときどうする！？

Q6 大きな褥瘡があって、摂取カロリーを増やしたいけど……

全粥・ペースト食を全量食べてるけど、なかなか褥瘡が治らない人がいます。やっぱり高栄養の補助食品を追加するのがいいですか？

それもひとつだよね。ただ、甘ったるいのが多いし、口に合わない人もいる。全粥・ペースト食と常食の栄養価の違いってかなりあるわけだし、食形態のアップが可能かどうかの評価も大事だよね。

えー、どれくらい違うんですか。

全粥だと、100g当たりのカロリーが米飯の約40％しかないから、丼1杯（約300g）食べても、女性用茶碗小盛1杯（130g）と同じカロリーしかないんですよ。ペースト食、ゼリー食も、水を加えて伸ばしたりするから、量が増える割に、どうしてもカロリーが少ないんです。

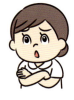

なんとなく安全に全粥でって対応しがちだけど、それだけ違うと、ちりも積もれば以上に差がでてきてしまうよね。でも食形態アップがむずかしかったら？

消化吸収に優れ、効率的にエネルギーになるMCT（中鎖脂肪酸）オイルの活用がいいかも。全粥にMCTオイルを混ぜることでカロリーアップを図る方法も紹介されているよね。「パワーライス」ってよばれているんだけど、うちでもできそう？

コスト面のこともあるから検討が必要ですけど、なんとか導入できるようにがんばってみます！
褥瘡の予防や改善につながるなら総合的に考えて導入するほうがきっといいはずですもんね。

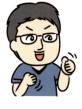

低栄養が大きく進行したり、褥瘡がひどくなってから対応するんじゃなくて、栄養面でも褥瘡に予防的に介入できる体制をつくっていこう！

Q7 トロミを嫌がって飲んでくれない……

トロミが必要なのにトロミだと飲んでくれなくて、脱水になる問題が多いです。

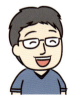
確かに。多少工夫しても、トロミの水やお茶はやっぱりおいしくないからね。とりあえず冷たい麦茶は比較的飲みやすいと思うから、それを勧めては、みる。
あと、スポーツ飲料やサイダーね。

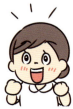
サイダーにもトロミが付くんですか？

つくよ。それに味も比較的普通に飲めるよ。
ただ、食事のときの飲み物としてはね……

味噌汁のトロミも不評です。おいしいって言ってくれる人にあまりであったことがないです……

ただ、<mark>トロっとしてる飲み物って普通にいろいろあるから</mark>、そういうのは積極的に試せばいいと思う。<mark>コーンスープとか、片栗粉でとろみをつけた中華スープ</mark>とか。

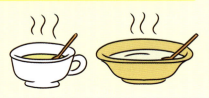

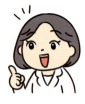
トロミ付加の指導は退院前にするけど、だいたい家に帰るとつけなくなってることが多いですもんね。
そういう、普段、私たちがおいしく飲めるトロッとした飲み物をアドバイスするのも大事ですよね。

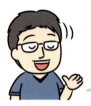
そうそう、誤嚥頻度は少ないほうがいいけど、脱水リスクになってはいけないし、妥協案を提案するのも大事！

Q8 終末期で禁食対応中、口腔内乾燥や汚れがひどい……

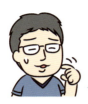

看取り対応の人で、状態的に経口摂取はもうむずかしいんだけど、口の中がカピカピで口臭もひどい人がいるんです……

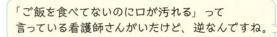
経口摂取が止まると、口の中は汚れやすくなるからね。

「ご飯を食べてないのに口が汚れる」って言っている看護師さんがいたけど、逆なんですね。

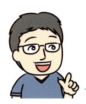
やはり口腔ケアを重点的に行う対象だよね。オキシドールでのケアもお勧め。あと大事なのは、ほんの数口の水やトロミ水が嚥下可能か評価して、口腔ケア後に数口でも摂取してもらうことがすごく大事。
禁食だと唾液分泌量も減るし、口腔内が乾燥しているってことは、咽頭も乾燥しているってことなんだ。

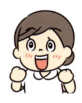
口腔ケアだけじゃなくて、咽頭ケアの視点も持つってことですね！

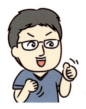
そうそう！ 衛生面だけじゃなくて、たとえ食事としての経口摂取はむずかしくても、そうやってときどきのどが潤うことって、きっとうれしいことだと思うんだ。

風邪で口呼吸になって、のどがカラカラでヒリヒリするつらさって、みんなも経験したことがあると思う。やっぱり冷たい水をちょっと飲むだけで違うもんね。

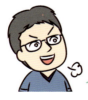
すぐにまた乾燥するから持続性は乏しいけど、ときどきそうやって数口でも飲めるかどうかは、口腔・咽頭のケアやQOLに大事だと思う。

Q9 頸部聴診法をみんなにも知ってもらうためにはどうしたらいい？

大野木さん、頸部聴診法をほかの看護師にもぜひ知ってほしいから、今度、病棟で勉強会をやってみようと思うの。
どうやったらわかりやすく伝えられるかな？

山崎さんもそういう領域に到達したね！
誰でもどの職種でもできる手技だから、ぜひ広めてほしいな。

ただ、まずは自分自身のスキルをしっかり上げるのが大事だ。それに関しては、手前味噌だけど、僕の著書『頸部聴診法トレーニング』をおすすめするよ。
たくさんの代表的な嚥下音（正常音・異常音）を付属のDVDで学べるようになっているからね。

私はもう買いました！
先日、栄養課の勉強会でDVDを供覧したんですよ。
ほかの栄養士も聴診に興味を持ってくれていました！

ぜひ有効活用してほしいな！
勉強会のときにおすすめなのは、この本のなかでも使っていた、嚥下音を拾うことができるマイクと専用の拡声器で、異常音体験の音や患者さんの嚥下音を聴いてもらうことだね。

嚥下音っていうのをまわりのみんなに聴いてもらえるし、その特徴を説明もしやすい。マイクや拡声器は「嚥下リハサポート」のホームページで紹介しているから参考にしてみてね。

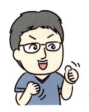
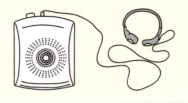

みんなで頸部聴診法の輪を広げていこう！

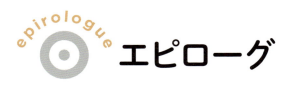

エピローグ

「嚥下評価ひとり立ちのためのロードマップ」を終了して半年……。

　休み明けの月曜日に出勤すると、ナースステーションから看護師の山崎さんが声をかけてきました。
「大野木さん、おはようございます。昨日、誤嚥性肺炎で入院の人、私が嚥下評価をして全粥・極刻みトロミで夕食から開始していますよ」「男性だけど喉頭下垂はなかったし、頸部聴診でも咽頭クリアランスはOKです。嚥下反射遅延は多少ありますけど、中間トロミで反射のズレはないですね。問題なく摂取できている感じです。1回、確認しておいてもらえますか？」
　半年前とはまるで別人の評価内容に、自然と私の顔がほころびます。頸部聴診を使った嚥下評価もすっかり板についてきたようで、自分の評価にも自信が出てきているのが言葉からもよくわかります。最近、嚥下評価やリハビリでほかの患者さんに介入する際にも、口腔ケアができており、「食べるための口」になっていることが増えているように思います。山崎さんが中心になって働きかけてくれたおかげで、オキシドールを使用した口腔ケアの実践が病棟全体に浸透しているおかげでしょう。

　昼食時、山崎さんから報告があった患者さんの様子を見に行くと、管理栄養士の南さんがミールラウンドに来ていました。「あ、大野木さん。この人、さっきストローとえびせんで咀嚼評価したんですけど、もう少し形態アップできそうですよ」「残根がけっこうあるんで、咀嚼力は保たれてて、軟菜レベルは大丈夫な感じです」「ゼリーレベルで嚥下反射のズレはないみたいですし、咽頭クリアランスもいいから、高栄養プリンでエネルギーアップも図る予定です！」
　山崎さん同様、南さんのミールラウンドの評価も、すっかり頼もしいものになっています。最初のころの「嚥下評価はわからないから全部お任せします！」といった感

epilogue

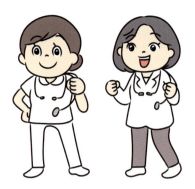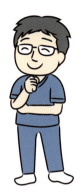

　じとはすっかり別人です。パワーライスの導入に向けて、栄養科全体でも取り組みを始めてくれているそうです。
　出会ったときは弱小嚥下チームだった2人が、全12回のstepを経て、実践経験を積むことで大きく成長しています。この流れが今後病院全体に広がっていくように、嚥下チームの活動の輪を広げていくのが今後の目標になりそうです。

　この書籍で、「嚥下評価ひとり立ちのためのロードマップ」を最後までいっしょに学んでいただいた皆さんも、3か月〜半年後にはきっと自信をもって嚥下評価できている自分がイメージできたのではないでしょうか。
　この書籍は、言語聴覚士不在の小規模病院に嚥下リハ体制構築のため私が赴任した際に行った、嚥下チームへの研修内容をもとに作成しました。少し脚色を加えていますが、嚥下チームとの会話内容はほぼリアルなものなので、不安を抱えたまま嚥下評価を行っている多職種のみなさんにも、共感してもらえたのではないかと思っています。
　本書で学ばれた皆さんが、頸部聴診法を中心とした評価スキルを武器に、今後、ますます重要となる嚥下リハビリテーションの世界で活躍されることを切に願っております。

Appendix

指導プリント集

①飲み込みの障害（嚥下障害）について

- 「嚥下障害」 → 口から食べることの障害。脳卒中・認知症・パーキンソン病などの疾患や老化などによって起こる
- 「誤嚥」 → 食べ物や飲み物、唾液などが誤って気管の中に入ってしまうこと
- 「誤嚥性肺炎」 → 誤嚥が原因となって起こる肺炎。肺炎は高齢者の死因第1位であり、その多くが誤嚥性肺炎だといわれる

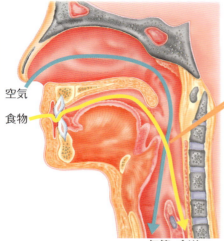

のどの交差点では、空気と食べ物がうまく交通整理されている

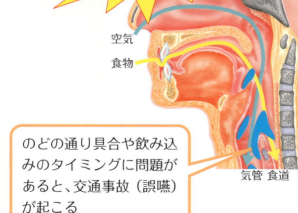

のどの通り具合や飲み込みのタイミングに問題があると、交通事故（誤嚥）が起こる

飲み込みの状態を評価するために、下のような検査をすることがあります

嚥下造影検査

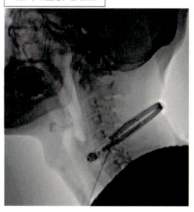

嚥下内視鏡検査

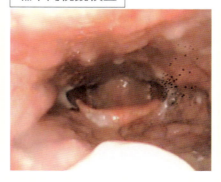

②飲み込むときののどの動き

1. のどの通り具合の問題

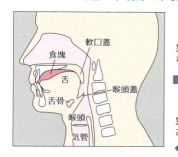
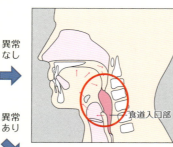
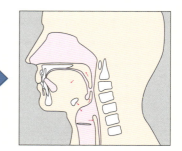

異常なし

異常あり

のどぼとけの位置が低くなったり、のどの空間が広くなったりして、「ゴクン」が弱くなります

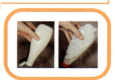
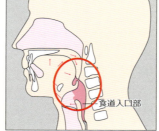
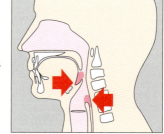

気管のフタがしっかり閉じない

のどがゴロゴロしたり、後からむせたりしやすい

2. 飲み込みのタイミングの問題

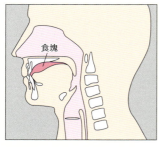
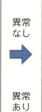
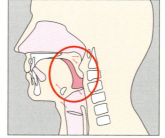
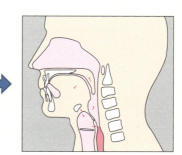

異常なし

異常あり

液体は流れるスピードが速いので、実は、いちばん誤嚥しやすいのです！！

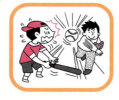
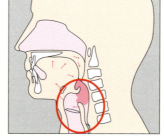
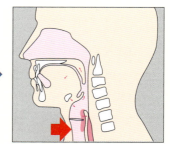

飲み物がのどの奥まで入ってから、ゴクンが起こる

気管の閉鎖が間に合わず、誤嚥しやすい

141

③誤嚥性肺炎予防のために口腔ケアは大切

　口の中には、よく歯を磨く人でも1,000億〜2,000億個の細菌が存在するといわれています。歯みがきが不十分で口の中が汚れていると、むし歯や歯周病などを引き起こす細菌が増え、細菌数は1兆個を超えるほどになります。高齢者に発症しやすい誤嚥性肺炎は、食べ物の誤嚥よりも口の中の細菌を含んだ唾液の誤嚥がおもな原因ともいわれているので、口腔ケアをしっかり行うことは誤嚥性肺炎予防にとても大切なのです。

●口の中の1日の細菌数の変化

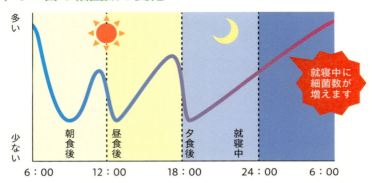

　唾液や飲み込みの回数が少なくなる夜間は、細菌数が最も増える時間帯になります。毎食後の口腔ケアに加え、就寝前や起床時の口腔ケアを行えると理想的です。

●歯が1本でもあればブラッシングをしましょう！

　口の中の細菌は粘膜より歯に付着しやすいので、歯が残っている人は、たとえ1本でも歯ブラシでブラッシングを行いましょう。複数本ある場合は歯間ブラシの使用も有効です。

●うがいの水を誤嚥しないようにしましょう！

　口の動きや飲み込みが悪く、液体でむせやすい人は、うがいを行うのがむずかしくなりがちです。気を付けてもむせやすい場合は、うがいは行わず、スポンジブラシや口腔ケア用シートでふき取るようにしましょう。

●入れ歯の清掃も毎日行いましょう！

　入れ歯に付着する細菌も、誤嚥性肺炎の原因になります。流水下で入れ歯用歯ブラシや歯ブラシでブラッシングを行い、夜間は入れ歯洗浄剤を入れた水に浸けてきれいにしておきましょう。

※歯磨き粉を使って入れ歯を磨かないようにしましょう。細かい傷がついて、細菌が付着・繁殖する原因になってしまいます。

④トロミ剤（トロミ調整食品）についての豆知識

トロミ剤とは

　液体にトロミをつける片栗粉のようなものです。液体を飲むとむせやすい嚥下障害の方に対して使用します。液体にまとまりをつくり、流れるスピードをゆるめることで、飲み込むタイミングがずれにくくなる効果があります。片栗粉との大きな違いは、冷たくても熱くてもトロミがつけられることです。

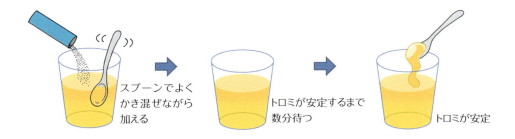

トロミ濃度の目安

薄いトロミ	スプーンを傾けると、すっと流れ落ちる	
中間のトロミ	スプーンを傾けると、とろとろと流れる	
濃いトロミ	スプーンを傾けても、形状がある程度保たれ、流れにくい	

注意点

- たくさんのメーカーからトロミ剤が販売されています。それぞれの商品によってトロミの付き具合が多少異なるので、表記されている濃度別の使用量の目安を参照してください。

- トロミ濃度が濃すぎたり薄すぎたりしないように、その人の機能に合わせて濃度を調整する必要があります。

　分包タイプの商品や計量スプーンを用いてトロミ剤の量を計ること、いつも使うコップや計量カップで液体の量を決めておくことで、トロミ濃度を安定させることができます。

- 飲み物の種類や温度でトロミの付き具合が異なります。味噌汁、果汁飲料、牛乳、濃厚流動食品などは、トロミが安定するまでに10～20分程度かかる場合があります。

飲み込みの程度は人それぞれですので、病院や施設の専門家にご相談ください。

⑤食事内容の目安

日本介護食品協議会．"ユニバーサルデザインフード"．（https://www.udf.jp）

ユニバーサルデザインフード区分表

区分		容易にかめる	歯ぐきでつぶせる	舌でつぶせる	かまなくてよい
かむ力の目安		かたいものや大きいものはやや食べづらい	かたいものや大きいものは食べづらい	細かくてやわらかければ食べられる	固形物は小さくても食べづらい
飲み込む力の目安		普通に飲み込める	ものによっては飲み込みづらいことがある	水やお茶が飲み込みづらいことがある	水やお茶が飲み込みづらい
かたさの目安 ※食品のメニュー例で商品名ではありません。	ごはん	ごはん〜やわらかごはん	やわらかごはん〜全がゆ	全がゆ	ペーストがゆ
	調理例（ごはん）				
	たまご	厚焼き卵	だし巻き卵	スクランブルエッグ	やわらかい茶わん蒸し（具なし）
	調理例（たまご）				
	肉じゃが	やわらか肉じゃが	具材小さめやわらか肉じゃが	具材小さめさらにやわらか肉じゃが	ペースト肉じゃが
	調理例（肉じゃが）				
物性規格	かたさ上限値 N/㎡	$5×10^5$	$5×10^4$	ゾル：$1×10^4$ ゲル：$2×10^4$	ゾル：$3×10^3$ ゲル：$5×10^3$
	粘度下限値 mPa・s			ゾル：1500	ゾル：1500

【UDF拡張規格】そのままの状態では「容易にかめる」〜「かまなくてよい」のかたさに当てはまらないが、水分や温度など食事の際に条件が加わることで、各区分のいずれかと同等のかたさ、食べやすさとなる食品

※「ゾル」とは、液体、もしくは固形物が液体中に分散しており、流動性を有する状態をいう。「ゲル」とは、ゾルが流動性を失いゼリー状に固まった状態をいう。

粥の離水に注意

　全粥は、食べている間にスプーンについた唾液の酵素によって、粥のでんぷんが分解されて離水しやすくなります。離水してお茶漬けのようになった粥は、嚥下障害のある人にとって誤嚥しやすい状態のため、鍋で全粥を作る際は、最後にトロミ剤を混ぜ込みましょう。

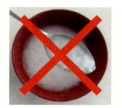 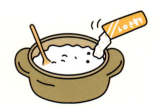

目安

全粥（300g）に
トロミ剤
小さじすりきり1杯

⑥食べ方・飲み方の工夫

1. 軽くあごを引いた姿勢で飲み込むこと

目安はあごの下に指が3～4本入るくらい

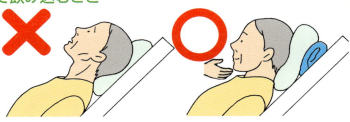

2. ゴクンとしてから次の一口を食べること

ゴクンというのどぼとけの動きを確認！のどにためたままで次々食べるのは危険！

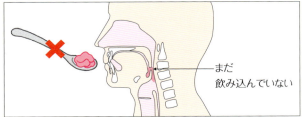
まだ飲み込んでいない

3. 1回飲み込んだ後、おまけのゴクンをもう1回

のどの通り具合や口の動きに問題があると、1回ではうまく飲み込めない

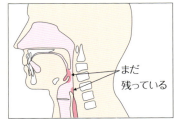
まだ残っている

もう一回飲み込んでもらうのが難しい場合は、ほんの少し追加してゴクンを促すのがコツ

4. 食べ物と飲み物（トロミ・ゼリー）を交互に食べる

飲み込みやすいもので、のどをスッキリさせてから次を食べるべし！

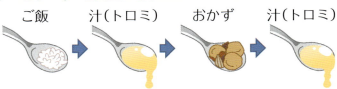
ご飯 → 汁（トロミ）→ おかず → 汁（トロミ）

5. 一口量を少なくする

むせやすい方にはこれが基本。とくに飲み物では気をつける必要あり！

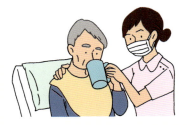

⑦食事姿勢（ベッド）の整え方について

問題点① 　ベッドの下方にずり落ちた姿勢、胸や腹を圧迫するような姿勢になってしまう

→対策 　①ベッドの可動軸と体の位置を合わせる、②お尻の下あたりにクッションや丸めたバスタオルを入れてから足上げ→背上げの順にギャッチアップを行う

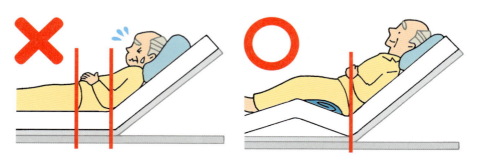

問題点② 　電動ベッドの背上げ（ギャッチアップ）を行っただけでは、首や背中へのずれや圧迫でつらい状態のまま

→対策 　背上げ途中と最後には、必ず背抜き（ベッドと上体を離して戻す）を行う

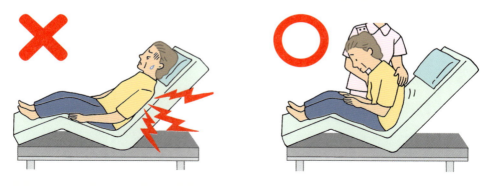

問題点③ 　枕が低く、あごが上がった姿勢になりやすい

→対策 　通常の枕にクッションや丸めたバスタオルをもう一つ追加する

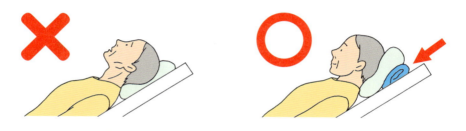

⑧食事姿勢（車椅子）の整え方について

問題点① 片麻痺や小柄な体格などによって、体が左右に傾いてしまう

→対策
クッションや丸めたバスタオルを使って、背中と車椅子の背もたれシートとの接地面を広くする

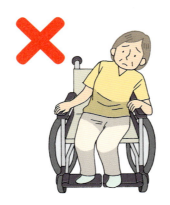
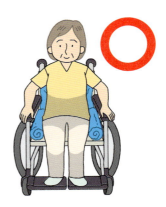

問題点② 円背や小柄な体格などにより、すべり座りやあごが上がった姿勢になってしまう

→対策
モジュラー車椅子やクッション、足台などのサポート用具を活用する

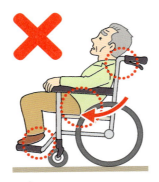
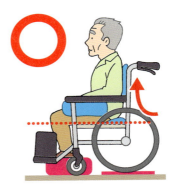

問題点③ 前傾姿勢が強くなって、飲み込みづらい

→対策
ティルト・リクライニング車椅子やベッドリクライニング位で口腔面を平らに戻す

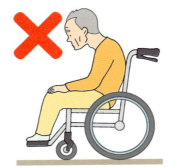
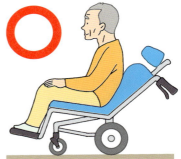

INDEX

英略語

MCT	132
MWST	52
RSST	52
VE	16, 35
VF	34

あ行

胃食道逆流	58
咽頭クリアランス	57, 60, 71, 88, 120
咽頭クリアランスの評価	98
咽頭残留	78, 104
咽頭収縮	38
咽頭貯留	130
インプラント	26
うがい動作	44
えびせん	92, 113
嚥下音	72
嚥下音の大きさ	74, 75
嚥下開始食	127
嚥下機能ピラミッド	87
嚥下後聴診	81
嚥下造影検査	34
嚥下内視鏡検査	16, 35
嚥下のメカニズム	33
嚥下反射	79, 123
嚥下反射遅延	124
嚥下反射のタイミング	63, 71, 88, 118
円背	105
オキシドール	45
送り込み機能	115
温度差	124

か行

改訂水飲みテスト	52
臥位でのアセスメント	94
覚醒レベル	93
完全側臥位法	129
義歯	23
義歯の清掃	44
義歯の適合具合	108
義歯床	24
頬筋	27
禁食	134
果物ペースト	127
クラスプ	23
頸椎の変形	101
頸部伸展位	105
頸部前屈位	105
頸部聴診法	69
血餅	45
顕性誤嚥	18
口腔ケア	43, 47
口腔内細菌数	42
口腔内貯留	130
口腔内保持機能	123
咬合	108
甲状軟骨	31, 32
喉頭蓋	31
喉頭蓋反転	76
喉頭蓋反転不良	60
喉頭蓋谷	31
喉頭蓋谷残留	62
喉頭下垂	99
喉頭下垂の目安	100
喉頭挙上	36
喉頭の可動性	37
口輪筋	27
誤嚥性肺炎	13, 15
誤嚥リスク	120
呼気音	72
呼吸状態	93
混合物	65

さ行

座位でのアセスメント	95
サルコペニア	18
残根	110
歯垢	43
湿性音	71, 104
湿性呼気音	82
湿性嗄声	82
終末期	134
食具	123
食事形態の選択	115
食事の中止の判断	128
食事場面の観察	95
褥瘡	132
食道入口部開大不全	62
食物残渣	45
食塊	58
歯列	108
人工歯	26
ストロー	90
ストロー咀嚼テスト	112
舌	27
舌圧	28
舌骨	31, 32
舌苔	44, 45
ゼリー	123
総義歯	24
咀嚼	112
咀嚼・食塊～送り込み	57, 58, 88
咀嚼機能の評価	131
咀嚼様運動	130
咀嚼力	25, 114
咀嚼力評価	114

た行

唾液	16, 41
唾液誤嚥	16
唾液の嚥下音	101

唾液分泌量 42
超高齢社会 13
聴診器 70, 89
通過障害 58
低栄養 17
取り込み動作 124
トロミ 121, 133
トロミ水 89

な行
認知症 130

は行
バイオフィルム 45
歯の解剖 22
歯の種類 23
パワーライス 132
反復唾液嚥下テスト 52
鼻咽腔逆流 62
フードテスト 53
不顕性誤嚥 18, 81
部分義歯 23
プラーク 43
フレイル 17

ま行
無歯顎 22

や行
むせ（咯出音） 81
ユニバーサルデザインフード 116

ら行
梨状窩 31
梨状窩残留 62
流動性 63
レジン 24

WEB動画の視聴方法

本書の動画マークのついている項目は、WEBページにて動画を視聴できます。以下の手順でアクセスしてください。

■ メディカID（旧メディカパスポート）未登録の場合

メディカ出版コンテンツサービスサイト「ログイン」ページにアクセスし、「初めての方」から会員登録（無料）を行った後、下記の手順にお進みください。

https://database.medica.co.jp/login/

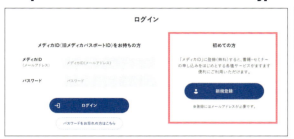

■ メディカID（旧メディカパスポート）ご登録済の場合

① メディカ出版コンテンツサービスサイト「マイページ」にアクセスし、メディカIDでログイン後、下記のロック解除キーを入力し「送信」ボタンを押してください。

https://database.medica.co.jp/mypage/

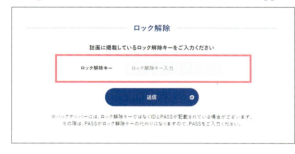

② 送信すると、「ロックが解除されました」と表示が出ます。「動画」ボタンを押して、一覧表示へ移動してください。

③ 視聴したい動画のサムネイルを押して動画を再生してください。

ロック解除キー　　enGehyoka25

＊ WEBページのロック解除キーは本書発行日（最新のもの）より3年間有効です。有効期間終了後、本サービスは読者に通知なく休止もしくは終了する場合があります。

＊ ロック解除キーおよびメディカID・パスワードの、第三者への譲渡、売買、承継、貸与、開示、漏洩にはご注意ください。

＊ 図書館での貸し出しの場合、閲覧に要するメディカID登録は、利用者個人が行ってください（貸し出し者による取得・配布は不可）。

＊ PC（Windows / Macintosh）、スマートフォン・タブレット端末（iOS / Android）で閲覧いただけます。推奨環境の詳細につきましては、メディカ出版コンテンツサービスサイト「よくあるご質問」ページをご参照ください。

● 著者紹介

大野木宏彰（おおのき・ひろあき）

嚥下リハサポート 代表／言語聴覚士
日本摂食嚥下リハビリテーション学会認定士
介護支援専門員

略歴

1996 年　三重大学人文学部社会科学科卒業
2004 年　大阪医療福祉専門学校言語聴覚士学科卒業
2004 年　京丹後市立弥栄病院リハビリテーション科
2007 年　岐阜赤十字病院リハビリテーション科部
2014 年　小笠原訪問看護ステーション 技師長として勤務
2022 年　西伊豆健育会病院 リハビリテーション科
2024 年　株式会社絶幸挑 ナーシングホームあっぱれ
※ 2020 年～　嚥下リハサポート 代表
　　　　　　現在に至る

著書

『嚥下の見える評価をしよう！ 頸部聴診法トレーニング』　メディカ出版、2011
『頸部聴診法を使った 嚥下の見える評価マニュアル』　メディカ出版、2014
『"もっと"嚥下の見える評価をしよう！ 頸部聴診法トレーニング』　メディカ出版、2017
『「誤嚥」に負けない体をつくる間接訓練ガイドブック』　メディカ出版、2018

● 「嚥下リハサポート」の紹介

嚥下リハサポートは、摂食嚥下障害患者さんの評価や訓練に自信が持てない医療・福祉スタッフのための、嚥下リハビリに特化したセミナー事業です。
外から目で見えない咽頭の様子を評価できる頸部聴診法を習得することで、嚥下造影検査（VF）や嚥下内視鏡検査（VE）ができなくても、嚥下評価をしっかり行い、誤嚥性肺炎予防に効果的な嚥下リハビリを行えるスキルをもった人材を育成することを目的としています。

主な事業　Web セミナー（Zoom）
所属施設での嚥下評価・リハビリ実地研修会（1 ～ 2 日・少人数制）
各種学会・研究会での講演活動

Web サイト　　https://www.enge-support.com
e-mail　　　　onoki@enge-support.com

3か月でマスター　知識ゼロからはじめる嚥下評価
ー12ステップと動画で評価スキルを磨いて誤嚥性肺炎を防ぐ！

2025年3月1日発行　第1版第1刷

著　者　大野木 宏彰

発行者　長谷川 翔

発行所　株式会社メディカ出版
　　　　〒532-8588
　　　　大阪市淀川区宮原3-4-30
　　　　ニッセイ新大阪ビル16F
　　　　https://www.medica.co.jp/

編集担当　山田美登里

装　幀　創基 市川竜

本文イラスト　藤井昌子／メディカ／八代映子／
　　　　　　　有限会社デザインスタジオEX

組　版　株式会社明昌堂

印刷・製本　株式会社シナノ パブリッシング プレス

© Hiroaki ONOKI, 2025

本書の複製権・翻訳権・翻案権・上映権・譲渡権・公衆送信権（送信可能化権を含む）は、（株）メディカ出版が
保有します。

ISBN978-4-8404-8790-0　　　　　　　　　　　　　　　Printed and bound in Japan

当社出版物に関する各種お問い合わせ先（受付時間：平日9：00～17：00）
●編集内容については、編集局 06-6398-5048
●ご注文・不良品（乱丁・落丁）については、お客様センター 0120-276-115